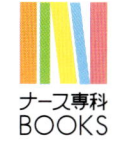
ナース専科
BOOKS

看護研究
サクセス
マニュアル[新版]

監修／竹内登美子
富山大学大学院医学薬学研究部（医学）教授

巻頭言

　本書「新版　看護研究サクセスマニュアル」は、平成11年に発行された「看護研究サクセスマニュアル」を充実、発展させたものです。最初は、全国のナースや看護学生の皆様に広く活用していただいた「看護研究サクセスマニュアル」を、時代の要請に応じて加筆し、改訂版を上梓する予定でおりました。しかし、ここ数年のインターネットによる急激な情報社会の到来で、看護研究においても文献検索方法やエビデンスに基づいた研究のとらえ方などは、当時と比べものにならないほどの進歩や発展が見られます。それで、改訂ではなく新たな執筆者を加えて「新版　看護研究サクセスマニュアル」を誕生させることにいたしました。看護の対象である人間を対象とした研究を行い、得られた研究成果を臨床の場で活用することによって、臨床看護の質を向上させるという願いを込めています。

　さて、インターネットの普及で便利になった一方で、情報の氾濫によって混乱をきたしている方々も多く、看護研究においても、テーマ決定や文献検索法、発表の仕方にいたるまで、どうすればよいのかわからないという疑問は相変わらず後を絶ちません。看護実践の場には、看護研究のテーマとなる課題がたくさんあるにもかかわらず悩みの声は消えないのです。

　本書は、そのような悩みを持ちながらも、これから看護研究について学習し実践しようとする若手のナース、忙しい業務をこなしながら、これまで看護研究の学習や実践があまりできなかったという臨床ナース、大学や専門学校で看護研究の単位を修得しなければならない看護学生の方々を読者対象としています。このような方々の疑問や研究に対する意欲にできるだけこたえたいと思い、大学で看護学生への研究指導を行いながら、同時に臨床ナースの方々へも研究指導を実践してきた筆者らで内容を精選してきました。

　本書の主なねらいは、以下の3点です。
1）看護研究の基本的知識が理解でき、研究実践能力が高まる。
2）先行研究を批判的に読む力が高まり、研究結果を有効に活用することができる。
3）実施した研究を、論文としてまとめる能力が高まる。

　看護専門職にとって看護研究能力の修得は、今後ますます重要になってくることでしょう。本書が十分に活用され、「やらされる研究ではなく、やってみたい研究ができる」「臨床のナースだからこそできる研究、実践に活かせる研究」が増えていくことを期待しています。

平成25年7月

竹内登美子　｜　富山大学大学院
　　　　　　　　医学薬学研究部（医学）教授

CONTENTS

巻頭言 竹内登美子　富山大学大学院医学薬学研究部（医学）教授 ………… 3

執筆者一覧 ………………………………………………………………… 6

STEP1　看護研究とは
1. 看護研究とは何か　竹内登美子 …………………………………… 8
2. 3つ（量・質・ミックス）の研究アプローチ法　竹内登美子 ……… 10
3. EBM・EBN・EBPと研究デザイン　竹内登美子 ………………… 12
4. 看護研究における倫理的配慮　岡本恵里 ………………………… 14

STEP2　研究プロセスと文献検索法を理解しよう
1. 量的研究のプロセス　酒井郁子 …………………………………… 20
2. 質的研究の目的とプロセス　長江美代子 ………………………… 26
3. 文献検索の行い方　比嘉勇人 ……………………………………… 29

　◆パソコンの活用法　比嘉勇人 …………………………………… 35

STEP3　研究計画を立てよう
Ⅰ　研究方法を決めよう
1. 文献研究（文献レビューと総説）　比嘉勇人 …………………… 38
2. 事例研究　高谷真由美 ……………………………………………… 42
3. 実態調査研究　高谷真由美 ………………………………………… 46
4. 相関関係実証型研究　高谷真由美 ………………………………… 51
5. 実験研究（準実験研究）　高谷真由美 …………………………… 55

Ⅱ　データ収集法を決めよう
1. 観察法　比嘉肖江 …………………………………………………… 61
2. 面接法　比嘉肖江 …………………………………………………… 66
3. 生理学的測定法　比嘉勇人 ………………………………………… 71
4. 質問紙調査法　竹内登美子 ………………………………………… 74
5. 心理検査法　竹内登美子 …………………………………………… 79

- 装丁／山本直洋
- 本文デザイン／OPICA
- 編集／ベル・プロダクション

ⓒ（株）エス・エム・エス
本誌掲載の記事・写真・イラスト等の無断転載を禁じます。

Ⅲ データ分析法
1. 記述統計学　高谷真由美 …………………………………………………… 85
2. 推測統計学　高谷真由美 …………………………………………………… 90

Ⅳ 研究計画書を書こう　高谷真由美 …………………………………………… 96

STEP4　研究を実施しよう
1. 研究協力を依頼するには　比嘉肖江 ……………………………………… 104
2. 計画書に基づいた研究の進め方　比嘉肖江 ……………………………… 108
3. 研究結果の解釈　吉田澄恵 ………………………………………………… 109

◆基本的な研究用語の解説　吉田澄恵 ……………………………………… 119

STEP5　論文をまとめて発表しよう
1. 論文の種類とまとめ方　比嘉肖江 ………………………………………… 122
2. 抄録・要約のまとめ方　比嘉肖江 ………………………………………… 128
3. 図・表・資料のまとめ方　比嘉肖江 ……………………………………… 130
4. 学会発表原稿のまとめ方　比嘉肖江 ……………………………………… 133

◆知っておくと役に立つ研究用語　吉田澄恵 ……………………………… 139

STEP6　研究をさらに発展させるために
1. 研究の評価と批評　酒井郁子 ……………………………………………… 144
2. 看護における研究課題の優先度　酒井郁子 ……………………………… 149
3. 研究における質的アプローチ　酒井郁子 ………………………………… 151
4. 研究成果の活用と研究活動の継続　酒井郁子 …………………………… 157
5. 測定用具の選択とアセスメント　酒井郁子 ……………………………… 160

執筆者一覧 (敬称略)

[監修・執筆]

竹内登美子　　富山大学大学院医学薬学研究部(医学)　教授

[執筆者]（五十音順）

岡本　恵里　　三重県立看護大学看護学部　教授
高谷真由美　　順天堂大学医療看護学部　先任准教授
酒井　郁子　　千葉大学大学院看護学研究科　教授
長江美代子　　日本福祉大学看護学部　教授
比嘉　肖江　　富山県看護協会富山県認定看護師教育センター　主任教員
比嘉　勇人　　富山大学大学院医学薬学研究部(医学)　教授
吉田　澄恵　　東京女子医科大学看護学部　准教授

[イラスト]

山下　暢子　　群馬県立県民健康科学大学看護学部　教授

STEP 1

看護研究とは

1. 看護研究とは何か
2. 3つ(量・質・ミックス)の研究アプローチ法
3. EBM・EBN・EBPと研究デザイン
4. 看護研究における倫理的配慮

step 1 看護研究とは

1 看護研究とは何か

看護研究を行う意義

　よく受ける質問の中に「看護研究とは何か？」「看護研究と他の分野の研究との違いは何か？」というものがあります。この問いの答えを示す前に、「看護の究極的な目的とは何か？」ということと、「研究すなわちリサーチResearchとは何か」ということについて考えてみましょう。

　まず、日本看護協会が2007年に示した「看護の目的」は以下のように表現されています。

　『看護は、あらゆる年代の個人、家族、集団、地域社会を対象とし、対象が本来もつ自然治癒力を発揮しやすい環境を整え、健康の保持増進、疾病の予防、健康の回復、苦痛の緩和を行い、生涯を通して、その人らしく生を全うすることができるよう身体的・精神的・社会的に支援することを目的としている[1]。』

　次に、研究すなわちリサーチResearchとは、「物事について深く考えたり調べたりして真理、すなわち普遍的な法則や事実を明らかにすること」です。さらに、「既存の知を検証および洗練するための、そして新しい知を創生するための、入念で系統立った探究または究明である」[2]などとも定義されています。このような研究の定義は、看護分野も他分野も同じであり何ら変わるものではありません。

　以上のことを合わせて「看護研究とは何か」ということについて考えてみましょう。看護研究とは、看護師が上記のような看護の目的を達成するために行う、日々の看護実践の中で感じた疑問や問題を解決するために、「その物事について深く考えたり調べたりして事実を明らかにすること」といえそうです。このときに大切なことは、「入念で系統立った探究である」という取り組み方です。このような系統立った取り組み方のことを「科学的」といいます。「科学的」とは、物事を実証的・論理的・体系的に考えること、あるいは事実に基づいた思考によって体系づけることなのです。例えば、あなたが日頃の看護実践の中で感じていた疑問を、あなたなりの方法で解決したとします。その効果的な方法を他の看護師にも活用してもらうときに、個人的な思い込みや単なる思い付きで得た結果ではないということを説明しなければなりません。

　その疑問はどのようなことで、どのような対象に生じたことですか。

　どのような解決目標を掲げて、どのような手順、方法で実施しましたか。

　その結果、どのような知見が得られましたか（あるいは、どのような構造が構成されましたか）。

　これらを示すことを「条件開示」といいます。これらの条件を開示することによって、あなたが開発した看護方法が個人的な興味や思い込みではなく、看護の対象に活用できる科学的な成果であるということを認めてもらえることでしょう。この際、得られた成果（新しい看護方法）が今までの知見よりも良い（従来の看護方法よりも優れている）ものであるということが求められるのは、いうまでもありません。

　このように、得られたより良い成果を看護実践に活かしていくことによって、看護の質が高まっていくという点、さらに開発された専門的知識や技術が蓄積されて、看護の知識体系の改善・発展に結びついていくという点に、看護研究を行う意義があるといえます。

　さて、再び「看護研究とは何か？」「看護研究と他の分野の研究との違いは何か？」という問いに戻りましょう。

　看護研究であるもの、ないものの違いは、看護の視点があるかないかです。すなわち、研究で得られた成果が看護にとって意義があるかどうかが問われるのです。看護研究は、単に身体・心理・社会的側面を扱うだけでなく、人間の健康問題に焦点を当て、生活者として対象をとらえようとする点に特徴があります。さらに、人間を環境

STEP1 ▶ 看護研究とは

表1　問題解決過程・看護過程・研究過程の比較

問題解決過程	看護過程	研究過程
データ収集	アセスメント データ収集 データ解釈	看護領域の知識 臨床経験 文献精査
問題の定義	看護診断	問題および目的の特定
プラン	プラン	研究方法
目標設定	目標設定	研究デザイン
解決法の同定	計画した介入	標本 測定法
実施	実施	データ収集、解析
評価、プロセスの改善	評価と改善	アウトカムならびに結果の発表

バーンズ＆グローブ看護研究入門2) p23から転載

から切り離し、独立したシステムとして研究するのではなく、環境との相互作用における包括的な人間としての研究であるという特徴があります。したがって看護研究は、臨床における看護はもちろんのこと、地域看護や看護教育、看護管理など、すべての看護学の分野に及びます。また、看護研究者だけでなく多くの看護師が看護研究に参加するようになってきています。

看護研究と看護過程の違い

　最初の看護研究はフローレンス・ナイチンゲールFlorence Nightingaleによって行われました。ナイチンゲールはクリミア戦争（1853—1856年）の看護活動中に、詳細な観察と記録を行い、統計解析を行って兵士の有病率と死亡率、それらに影響を及ぼす因子について発表しています。そして、得られた結果に基づいて換気、栄養、水の清浄など、衛生状態を改善することによって兵士の死亡率が著しく低下したのです。さらに得られた結果は当時の社会に還元されて、住民全体の有病率と死亡率を低下させることにも貢献したといわれています。では、ナイチンゲールは最初から看護研究を意識していたのでしょうか。筆者の感想としては、最初はいわゆる問題解決過程／看護過程から出発し、そこから研究課題を発見して、研究過程へと発展させていったように思え

ます。これらの過程の比較については**表1**をご覧ください。これら3つの過程は非常に似ているので、研究プロセスを理解するときに参考になることでしょう。

　さて、看護研究と看護過程の大きな違いは、その意義と方法、結果の扱い方にあります。目の前にいる患者、家族、集団等の抱える問題を解決しようとする看護過程に対して、看護研究では計画の段階から、得られた結果が目の前にいる患者だけに役立つのではなく、その成果を看護実践に活かしていくことによって、〇〇の点において看護の質が高まるという意識（研究の意義）を持って取り組むのです。あるいは、〇〇の点において看護の知識体系の改善・発展に結びつくという研究の意義を明確に掲げて取り組むのです。それゆえに入念で系統立った探究の方法を練り上げる必要があります。そして、得られた結果を学会や専門誌に公表することによって、研究成果が看護実践に応用されていくという看護への寄与が成り立っていくのです。

引用文献
1) 日本看護協会編：『日本看護協会看護業務基準集2007年改定版』P487「看護にかかわる主要な用語の解説—概念的定義・歴史的変遷・社会的文脈」、「看護の目的」、日本看護協会出版会、2007
2) Nancy Burns & Suzan K, Grove：The Practice of Nursing Research, Elsevier,Inc.2005 黒田裕子監訳：バーンズ＆グローブ看護研究入門—実施・評価・活用、エルゼビア・ジャパン、p2、p23、2007

（竹内登美子）

step 1 看護研究とは

2 3つ（量・質・ミックス）の研究アプローチ法

3つのアプローチ法

　研究すなわちリサーチResearchとは、「物事について深く考えたり調べたりして真理、すなわち普遍的な法則や事実を明らかにすること」、「既存の知を検証および洗練するための、そして新しい知を創生するための、入念で系統立った探究または究明である」と、前のページで述べました。このような研究を実施するために、現在3つのアプローチ法があります（表1）。すなわち、量的研究、質的研究、ミックス法といわれるものですが、今後、新たなアプローチ法が加わるかもしれません。あるいは名称が変わるといったこともあるかもしれません。なぜなら、完璧な研究の方法論や研究手法の分類というものはなく、おのおのに長所と短所があるからです。

量的研究

　自然科学の分野では、量的研究が古く（1930年以降）から用いられてきました。現在でも量的研究のみが科学的研究だと主張する研究者もいないわけではありません。客観的で体系的なプロセスが確立されていますし、数値データを扱って因果関係を明らかにしますので、得られた知見を一般化できるという特徴があります。医学も看護学もこの量的研究からスタートしましたが、特に看護学においては全体を部分に分けて各部分を調べていくという量的研究では、人間を全体的に捉えることができないという思いを強くした研究者らが、質的研究を行うようになってきています。

質的研究

　社会科学や行動科学の分野では、古く（1960年頃）から質的研究が行われてきました。対象にかかわりあいながら生活する人の経験を記述し、そのテキスト、映像、音声などあらゆるデータを解釈して意味づけを行うという（このことをデータトライアンギュレーション*1といいます）質的研究は、ターミナル患者の希望やがん患者の痛みなど、数量化することが困難である事柄を調べるときに適しています。得られた知見を一般化することが目的ではなく、特定の状況下における現象の意味を理解するときに有効だと考えられています。この際、信頼できる情報や知識とともにどこまで詳細に結果を報告できるかが問われ、この点が弱いときには解釈上の信頼性についての疑問が残ります。

　量的研究のプロセスと質的研究のプロセスについては、STEP2を参照してください。

ミックス法

　さて、量的研究と質的研究を単独で利用するのではなく、両者を組み合わせて用いようという研究がミックス法です。看護学の分野ではまだ新しい（1980年頃から）研究手法ですが、心理学の分野では質的研究とほぼ同じ時代から用いられてきています。このアプローチ法は「マルチメソッド」や「方法論のトライアンギュレーション（方法間）*2」とも呼ばれていますが、最近ではミックス法という言葉が定着してきているようです。

　ミックス法は、正しく用いられたときには、一つだけの研究法で行われたときよりも、長所を相互に補うので、

表1 量的研究・質的研究・ミックス法の比較

	量的研究	質的研究	ミックス法
主な手法	調査研究（質問紙法等） 実験／準実験研究	事例研究 現象学的アプローチ グランデッド・セオリー エスノグラフィー 会話分析（ナラティブ）法	・順次的手順 　量的データ収集と分析を行った後に、質的データ収集と分析を行い、得られた両方の分析結果について解釈する。逆に、質から量へ向かう手順もある。最初に実施した研究法で得られた結果に、他の研究法で得られた結果を加味することで、精緻な解釈や広がりのある解釈ができる。
主な分析手順	因果関係仮説の設定 データ収集用具の開発 対象の抽出 データ収集 結果の統計学的検証	疑問の設定 対象の確定 データ収集とその構成概念化 結果の解釈・意味づけ 仮説の生成	・並行的手順 　量的研究法と質的研究法を同時期に並行して行う。得られた両方の結果は分析の段階で統合される。一つの研究法の短所を、他方の研究法の長所で補うことができる。

得られた知見の正当性が強化され、最近注目されてきている方法です。しかし、量的研究法と質的研究法の両方についての十分な知識が必要なので、先ず、おのおのの研究についての理解を深めていきましょう。ミックス法について関心のある方には、下記の書籍を推薦します。

【推薦図書】
　John W. Creswell著、操華子・盛岡崇訳：研究デザイン―質的・量的・そしてミックス法、日本看護協会出版会、2007

＊1 トライアンギュレーション
　トライアンギュレーション triangulation とは、3点照合法、あるいは方法論的複眼などと訳されており、複数の異なる研究手法を組み合わせるという意味です。結果の信頼性を高めるために実施されます。トライアンギュレーションには、①データのトライアンギュレーション、②調査者のトライアンギュレーション、③理論のトライアンギュレーション、④方法論のトライアンギュレーションという4つの基本的タイプがあります。詳細は研究デザインの専門書をお読みください。

＊2 方法論のトライアンギュレーション
　これには「方法内」と「方法間」の2種類があります。方法内トライアンギュレーションでは、同じ現象を測定するときに、複数の異なった測定用具が用いられます。方法間トライアンギュレーションでは、質的研究法と量的研究法の両方が用いられます。

（竹内登美子）

まとめ

①量的研究は数値データを扱って因果関係を明らかにし、得られた知見を一般化することができるという特徴があります。人の反応をケアの対象とする看護学においては全体を部分に分けて各部分を調べていくという量的研究では、人間を全体的にとらえることができないという思いを強くした研究者らが、質的研究を行うようになってきています。

②質的研究は対象にかかわりあいながら生活する人の経験を記述し、その記述データや、映像、音声などあらゆるデータを解釈して意味づけを行います。ターミナル患者の希望やがん患者の痛みなど、数量化することが困難である事柄を調べるときに適しています。

③量的研究と質的研究を組み合わせて用いる研究がミックス法です。看護学の分野ではまだ新しい研究手法ですが、正しく用いられたときには、一つだけの研究法で行われたときよりも、得られた知見の正当性が強化されるので、最近注目されてきている方法です。

step 1 看護研究とは

3 EBM・EBN・EBPと研究デザイン

研究により看護の質を向上させる

　看護研究を行う意義については、「看護研究とは何か」という箇所で述べたとおりですが、『得られたより良い成果を看護実践に活かしていくことによって、看護の質を高める』という意義について、もう少し考えてみたいと思います。みなさんは、EBM、EBN、そして最近はEBPという言葉を度々、聞くようになっていませんか。

　EBM（Evidence based Medicine）とは、根拠に基づいた医療あるいは根拠に基づいた医療の実践などと訳されています。臨床疫学研究や系統的な研究を批判的に吟味[※1]し、有効な研究結果を個々の患者のケアに適切に利用することによって医療の質を向上させるという目的があります。EBN（Evidence based Nursing）は、根拠に基づいた看護あるいは根拠に基づいた看護実践などと訳されており、EBMの考え方と基本的には同じです。すなわち、看護研究によって得られた成果を個々の患者のケアに適切に利用するという目的があります。言葉を換えれば、EBM／EBNは研究成果の実践への活かし方を示したものだということもできます。そして、このような実践の積み重ねによって、看護の質が向上していくのです。

　EBM、EBNはコンピュータの発展とともに1990年頃から注目されてきました。インターネットの普及によって世界中の文献を瞬時のうちに収集できるようになってきたからです。最近では研究成果を臨床実践に活かすという意味合いが表現されて、EBP（Evidence based Practice）あるいはEBCP（Evidence based Clinical Practice）と呼ばれるようになってきています。ただし、研究成果だけに着目するのではなく、次の4つの要素を統合して初めて実践に用いることができます。
①最新で最善の研究成果や実証的、実用的な根拠（科学的根拠、エビデンス）
②臨床経験を通じて獲得された専門的技量と判断力（臨床家の専門的知識・技術）
③患者の価値観・意向
④コストや人的資源

　また、EBM、EBN、EBPを実践に活かす時の手順は、以下の通りです。
①患者の問題の定式化：
　どのような患者に、どのような介入をすると、何と比較して、どのような結果になるか、という公式に当てはめて問題を明確化します。
②質の高い情報収集：
　インターネットなどを利用して文献検索を行います。
③情報の批判的吟味：
　エビデンスを明確にするために、研究結果の妥当性や信頼性について慎重に吟味します。この際、研究デザインに対する徹底的な検討が行われます。
④情報の患者への適用：
　得られた研究成果は自分たちの患者に活用できるものかどうか、自分たちの患者の意向やコストはどうかという点について検討します。
⑤実践と事後評価：
　質の高いケアを提供できたかどうかを評価します。

研究デザインとエビデンスの水準

　さて、ここで最も注目しておきたいことは、研究デザインとエビデンスの水準についてです。表1に米国医療政策研究局（AHCPR）によるエビデンスの水準を示しました。

　この他にオックスフォード大学EBMセンターによるエビデンスの水準などがありますが、いずれも無作為化

STEP1 ▶ 看護研究とは

表1 米国医療政策研究局（AHCPR）による Evidence の水準

水準	研究デザイン／根拠
Ia	複数の無作為化比較試験のメタアナリシスから得られた根拠
Ib	少なくとも1つの、無作為化比較試験から得られた根拠
IIa	少なくとも1つの、無作為化はしていないがよくデザインされた比較試験から得られた根拠
IIb	少なくとも1つの、よくデザインされたその他の準実験的研究からの根拠
III	比較研究、相関研究、症例対照研究といったよくデザインされた非実験的記述研究からの根拠
IV	専門委員会、代表的権威者の意見や臨床経験からの根拠

（米国医療政策研究局：Agency for Health Care Policy and Research：AHCPR（1993）、1999年より Agency for Healthcare Research andQuality：AHRQ と改名）

表2 研究課題と研究デザイン

研究課題	研究目的	概念または仮説	データ収集方法
それは何だろうか？（因子探索研究）	因子を明らかにする	なし	非構成的調査 ・観察法（記述的） ・質問紙法（自由記述） ・面接法（自由回答）
関係のあるものは何か？（関係探索研究）	因子間の関係を明らかにする	概念あり 仮説なし	構成的調査 ・観察法（測定的） ・質問紙法（構成的） ・面接法（構成的）
AだからBなのか？（関連検証）	AとBの関係を予測し確かめる	概念あり 仮説あり	
Aをした結果Bなのか？（因果仮説検証）	原因だと予測したAを操作し、Bの結果が得られるかどうかを確かめる		準実験的方法 実験的方法

比較試験（RCT：Randomized Controlled Trial ランダム化比較試験）が最も精度の高い研究（エビデンス水準I）として位置づけられています。EBMに基づいたエビデンスの水準は、量的研究を扱う研究課題（研究疑問）を前提としていますので、質的研究にこの水準は馴染みにくいものです。統計処理を行うときに求められる対象にとっては、無作為抽出されているか、無作為に2群に割り付けられているかという「条件統制」*2が重要ですが、質的研究はむしろ逆に、いかに研究課題に応じた対象を確定できるかということが重要です。無作為化という研究デザインをとっているかどうかということと、研究そのものの重要性は一致するとは限らないということを認識しておきましょう。特に、人を対象とする看護研究では、倫理的問題から実験研究（STEP3-I-5参照）を行いにくいという特徴があります。このような量的・質的研究の特質を理解した上で、エビデンスの水準を読み取っていくことが大切です。

表2には研究課題に応じた4つの研究デザインを示しました。実験研究を行うのか、非実験研究を行うのかといったデザインは、研究課題によってほぼ確定します。

---

*1 研究の批判的吟味
　研究の評価、批評のことで、クリティーク（criticism；批判）ともいわれています。詳細はSTEP6-1を参照してください。

*2 条件統制
　自然科学の分野では、実験の「条件統制」をすることによって、再現性を確保することが研究の科学性にとって重要です。これに対して、社会科学や人文科学の分野では、構造化に至るまでの「条件開示」をすることが科学性にとって重要であるとみなされています（STEP1-1参照）。条件統制は条件開示の中に含まれます。

（竹内登美子）

13

step 1 看護研究とは

4 看護研究における倫理的配慮

人を研究対象とする場合の倫理的配慮

臨床における看護研究は研究対象が患者さんであることが多く、研究を進めていく上で、「看護者としての役割」と「研究者としての役割」の両者の立場を同時に担わなくてはならないこともあります。それぞれの責任を果たすためには倫理的配慮が非常に重要です。

多くの機関から臨床倫理に関する指針が示されていますが、その中から「看護研究における倫理的配慮」について見てみましょう。これらの指針は、看護研究における看護実践のときだけでなく、毎日の看護においても常に考慮すべき内容が提示されていますので、再認識しておきたいものです。

日本看護協会(JNA)[1]は2003年に『看護者の倫理綱領』を出しています。15からなる条文の中に「11.看護者は、研究や実践を通して、専門的知識・技術の創造と開発に努め、看護学の発展に寄与する」という研究に関する内容が示されていました。つまり看護者には"積極的に研究に取り組む姿勢"が求められているのですが、単に研究の目的だけにその行為が実施されることがあってはならず、その研究を実施するだけの価値や意味があるかどうかを常に検討していくことが大切です。この条文の解説には「看護者は、看護学の研究のみならず、あらゆる研究の対象となる人々の不利益を受けない権利、完全な情報公開を得る権利、自分で判断する権利、プライバシー・匿名性・機密性を守る権利を保障するよう努める」と書かれています。

一方、国際看護師協会(ICN)[2]は2003年に『看護研究のための倫理指針』を出していて、その中に「研究対象者の権利」として「危害を加えられない権利、全面的な情報開示を受ける権利、自己決定の権利、プライバシーおよび匿名性、秘密が保護される権利」の4つを示しています。これらは6つの倫理原則（善行、無害、忠誠[*1]、正義[*2]、真実、守秘）を念頭に置いてまとめられたものです。

また、文部科学省・厚生労働省[3]から2002年に『疫学研究に関する倫理指針』、厚生労働省[4]から2003年に『臨床研究に関する倫理指針』が出されました。看護系の各学会からも研究上のモラルに関して提言されていますが、これらの倫理指針から見えてきたことは、研究は科学的であることと同時に倫理的であることが必要であり、看護者には研究を倫理的に進める責任があるということです。

倫理的必要条件は次の4つにまとめることができます。これらを遵守するということは、倫理面だけでなく道徳的、法律的にも重要なことだといえるでしょう。
1) 完全な情報公開を得る権利
2) 自分で判断する権利
3) 身体的・心理的な害や苦しみを受けない権利
4) プライバシー・匿名性・機密性を守る権利

研究倫理審査

日本看護協会学会検討委員会[5]で検討された倫理的問題点を見ると、「心疾患をもつ小児を対象として、授乳方法に関する実験的研究で授乳方法に問題があった」「不安の強い心筋梗塞患者に頻回に不安測定を実施した」「研究的に質の高いケアを実施した後、そのケアが継続されないため患者に不満感やうつ状態が起こった」等々、深刻な問題が投げかけられています。

これらは看護者としての責任にかかわる根本的な問題であり、研究ばかりに気をとられてしまうことのないように十分注意する必要があります。

そのため「これから看護研究に取り組もう！」と考えてから、「人に対して、研究を意図としたケア実践や、アン

表1 特別な配慮を必要とする研究対象者[6]

これらの人を研究対象にする場合は、研究参加への同意を得る際に特別な配慮を必要とする。

可能性のある対象者	理 由	対 応
患者・学生・スタッフ 妊婦 高齢者 社会的弱者 受刑者	自由な意思で決断することが難しい	・直接利害関係のある人が研究の説明・承諾に携わらない。 ・不利益を被ることなく、研究参加を拒否できるような配慮を行う。
新生児・乳幼児・児童 死に直面している人 精神を病む人・痴呆性老人 精神発達障害のある人 意識障害のある人 セデーション(鎮静)を受けている人	理解力・判断力が十分でないために主体的な決断が難しい	・可能な限り本人から同意を得る。本人から同意を得ることが不可能あるいは困難な場合は、予め倫理審査委員会等による審査・承認を受けたうえで、代理者からの同意を得る。

ICN(国際看護師協会):看護研究のための倫理のガイドライン、1996をもとに作成

ケート・インタビュー等何らかの行為をする」までには、倫理的必要条件を満たすための配慮が明確になっていることが不可欠です。それにはまず研究にとって重要な「研究計画書」において、先述した倫理的必要条件をクリアしているか何度も見直す必要があるでしょう。研究内容により倫理的に配慮すべき内容は異なりますが、予測できるすべてのことを含め、その予防策や不利益が生じた際の対応策を明確にしておきます。

しかし研究者らで一生懸命考えても見落としていたり、対策が不十分であったりすることがあります。そのため、第三者がその研究に関する倫理的配慮について審査するシステムが「研究倫理審査会」です。病院や大学、研究機関などに設置されていますが、病院内に看護部独自の「看護部倫理委員会」が設けられているところはまだ少ないようです。看護研究は他の学問領域と異なり「看護の視点」で研究に取り組んでいるため、今後は看護部長や副看護部長、教育師長らに外部からの有識者を加えた構成メンバーで、多方面から審査していくことが望まれます。

原則として人を対象とするすべての研究は、「研究倫理審査会」に審議を申請する必要があります。また審査会はあくまで倫理的視点からの審議をする機関であり、研究計画の内容について審査を受けているものではないことを理解しておきましょう。

筆者が大学で指導している4年生の卒業研究についても、人を対象とした研究の場合は毎年「倫理委員会」の審査を受けています。学生たちはこの審査で「承認」を得るまで、何度でも倫理的視点での見直しをして再提出しなくてはなりません。そして「承認」を受けた時点で初めて人に対して何らかの行為をスタートさせることができるのです。学生は第三者に自分の研究計画書を見てもらうという緊張感からか、計画書の内容について何度も吟味するため、研究を進めていく際には、自分がすべきことや方向性がしっかり定まり自信をもっています。

研究に対するインフォームド・コンセント

● 完全な情報公開を得る権利
● 自分で判断する権利

研究対象者の自由意思による研究参加のためには、まず研究に対するインフォームド・コンセント(十分な説明に基づく同意)が必要です。しかし、看護実践に結びついた研究であればあるほど、どこまでが日ごろの看護で、どこからが研究なのか区別がつきにくく、研究の対象者として協力してほしいと告げることは少ないのではないでしょうか。また、仮に告げたとしても、告げられた患者さんのほうに、お世話になっている病棟の看護者が行う研究という気持ちがあると、なかなか拒否できないという状況もあるでしょう。研究対象者への説明については「STEP4-1 研究協力を依頼するには」を参照して

表2 抄録応募チェックリスト
【倫理的配慮とその記述について】[7]

- 研究対象者へ研究内容および研究結果の公表等について説明し、承諾を得られていますか
- 研究対象者が特定できないよう配慮していますか
- 固有名詞（当院・当病棟を含む）を使っていませんか
- 研究への参加によって、対象者に不利益や負担が生じないよう配慮していますか
- 文献から図表や本文を引用する場合、著作権に配慮し出典を明らかにしていますか
- 既存の尺度を使用する場合、著作者から許可を得ているか文献を明記していますか

ください。

　日本看護協会[6]は他の指針の内容と矛盾しないよう検討を重ねた上で、2004年に『看護研究における倫理指針』を作成しています。この中で「特別な配慮を必要とする研究対象者」について表1のように述べています。研究対象者の状況をよくアセスメントした上で十分な倫理的配慮をし、必要に応じて研究計画を修正したり、時には研究を進めていくことを断念する勇気も必要です。

看護研究における倫理的問題

　取り組んだ看護研究を学会で発表したり、論文にまとめて投稿していくことは、看護学の発展において重要です。協力してくださった対象者の労に報いる意味でも、社会に発信していくことは研究に取り組んだ者としての責任でもあります。

　各学会ではみなさんが投稿した研究に関して「査読」というプロセスを踏み、それぞれの基準に基づいて論文内容を審査しています。この中で特に重点が置かれている査読ポイントに「倫理的配慮」がありますが、倫理的に配慮がなされていなかったり、または配慮した内容が記述されていない場合は、不採択となることもあります。例えば研究協力を得ているのかどうか、論文の内容によっては研究協力をどのような方法で行ったのかまで、論文中に明記することを求められることもあります。

　日本看護協会の看護教育研究センター[7]では、『日本看護学会実施要綱』において、これまで公募された研究に関する共通の課題について「Ⅲ．倫理的配慮とその記述に関する留意点」にまとめて注意を呼びかけています。また抄録、演題申込書と一緒に提出を求めている「抄録応募チェックリスト」には、【倫理的配慮とその記述について】（表2）として、以下6項目が挙げられていますので参考にしてください。

身体的・心理的な害や苦しみを受けない権利

　看護研究に取り組むときにはまず、自分たちが取り組もうとする課題について、これまでどのような研究がなされ、何がどこまで明らかになっているのかという研究の背景について文献を使って調べます。

　すでに有効性が確かめられているような看護ケア方法に関して、改めて他のケア方法と比較してその効果を調べるというような研究は倫理的に問題です。研究のオリジナリティの側面からも問題になりますが、対象者に身体的・心理的な負担をかける可能性があるばかりか、効果のあがる適切なケアを受ける権利を対象者から奪う行為となるため行ってはいけません。

プライバシー・匿名性・機密性を守る権利

　研究対象者として研究に協力していただけるかどうかの承諾とは別に、個人が特定できるようなケースでは、その研究結果を発表してもよいかどうかの承諾を得ることが必要です。承諾を得た上で、対象やその周辺関係者のプライバシーの保護、人権尊重の立場から個人が特定できないように、A氏・B氏と表したり、研究データの解釈に必要のない情報は公表しないように配慮します。顔や身体の写真を掲載する場合も同様です。

　院内の看護研究発表会では、研究対象に関して「当病院・当病棟」という表記をしてもその病棟や診療科の特性がつかめますが、施設外の発表では特性が伝わらないばかりか、個人を特定する危険性が増すことにつながります。研究内容を適切に効果的に公表でき、かつ個人やフィールドを守るためには、「関東・東海」などの地域性、

「公立・私立」、「総合病院・専門病院」、「病床数」などの役割や規模に関して必要とする範囲内で表記していきます。

研究者としてのモラル

引用文献

行った研究の成果を論文にまとめる際に、先行研究を用いて研究の背景を述べたり、結果を解釈することがありますが、論文中に活用する文献はすべて「引用文献」となります。文章そのものを用いる場合だけでなく、「岡本らが述べている〇〇の結果が示すように……」というように要約して用いる場合も含まれます。この際に引用であることを伏せ、あたかも自分たちの主張であるように記述したり、自分の論文にとって不可欠な部分に限定して引用すべきところを、不必要に長文を用いることは倫理的に問題となります。

またよく陥るパターンとして、使用したい文章が他の研究者の引用文献として論文内に記述されている場合、そこに示された内容をそのまま用いてしまうことです。こうした方法は「孫引き」とされ、倫理的に問題となる行為です。この場合、文献リストからその論文を探して原典をしっかり読んだ上で、その研究者の主張が自分の論文に用いることに相違ないと判断した上で引用文献として用いていきましょう。

版権

研究方法によっては、既存の検査用紙や他者の作成したスケールを用いて調査することがあります。心理検査やスケール等には「版権」という権利が保障されており、それを使用するためには許可が必要となります。勝手にコピーして用いる行為は倫理的に問題となりますので、必ずその著作者の了解を得てから使用するようにし、さらに許可を受けた上で研究に用いていることを論文に明記していくことが必要です。

筆者もかつて許可を受けて他者のスケールを使用したことがありますが、その手続きの話し合いのなかで、得られたデータはその著作者にも提出することを求められました。逆に筆者が作成したスケールを用いたいという臨床看護師から連絡を受けたことがあります。そのときは論文内にすべての質問項目を掲載していなかったため後日全文をお送りしたのですが、その手続きの中で互いの研究に関して情報交換をするというよい経験ができました。

二重投稿

「二重投稿」といって、同じ論文を複数の学会へ演題申込みしたり、複数の雑誌へ投稿したりすることも禁じられています。一つは不採用になるかもしれない、どちらかで採用してほしいといという気持ちから出る行動のようですが、これらは倫理的問題に該当します。

検討事項

その他、＜データを解釈する際に、研究者の都合の悪いデータは捨ててしまい、都合のよいデータのみ使用すること＞や、＜より信頼性のある結果を出すことに焦り、必要以上に対象者数を増やすこと＞は倫理的に問題となります。＜過去の診療録（カルテ）等の情報を用いた疫学的研究を行う際の各個人の承諾をとる必要性の有無とその適応＞や、＜研究データの保存方法や保存期間＞等は、個々のケース、研究協力施設の基準に沿って慎重に検討していく必要があると思われます。

サラ・T.フライ博士[8)]は、看護実践上の倫理的概念として「アドボカシー（擁護）、アカウンタビリティ（説明責任）、協同、ケアリング」の原則を挙げています。看護者として看護実践を行うとき、看護研究を行うとき、さらに実践の中に研究成果を活用するときなど、常に倫理原則に立ち戻り、倫理的問題となるような事柄に注意を払っていくように心掛けましょう。

*1 忠誠
　研究参加者と研究者との間に「信頼」を育むという倫理原則です。

*2 正義
　研究参加者を「公平」に扱い、集団間で対応に差をつけないという倫理原則。「忠誠」「真実」とも密接に関連しています。

引用文献

1）日本看護協会：
看護者の倫理綱領、2003
[http://www.nurse.or.jp/nursing/practice/rinri/rinri.html]

2）国際看護師協会：
看護研究のための倫理指針、2．研究の健全性、2003
[http://www.nurse.or.jp/nursing/international/icn/definition/data/guiding.pdf]

3）文部科学省・厚生労働省：
疫学研究に関する倫理指針
平成14年6月17日
（平成16年12月28日全部改正）（平成17年6月29日一部改正）
[http://www.mext.go.jp/a_menu/shinkou/seimei/epidemiological/04122801/all.pdf]

4）厚生労働省：臨床研究に関する倫理指針
平成15年7月30日（平成16年12月28日全部改正）
[http://www.mhlw.go.jp/general/seido/kousei/i-kenkyu/rinri/0504sisin.html]

5）日本看護協会学会検討委員会：
看護研究における倫理的配慮に関する提言、看護、2、P171-175、1995

6）日本看護協会編：
看護研究における倫理指針、日本看護協会看護業務基準集2007年改訂版、P167、日本看護協会出版会、2007

7）日本看護協会看護教育研究センター：
第38回（平成19年度）日本看護学会実施要綱、Ⅲ倫理的配慮とその記述に関する留意点、2007
[http://www.nurse.or.jp/nursing/education/gakkai/pdf/yoko.pdf]

8）サラ・T.フライ、メガン-ジェーン・ジョンストン著、片田範子・山本あい子訳：
看護実践の倫理第2版、P47-60、日本看護協会出版会、2005

（岡本　恵里）

まとめ

①研究を倫理的に進める責任

②研究は科学的であることと同時に、倫理的であることが必要

③倫理的観点から「研究計画書」を見直す
1）身体的・心理的な害や苦しみを受けない権利
2）完全な情報公開を得る権利
3）自分で判断する権利
4）プライバシー・匿名性・機密性を守る権利

④適切なインフォームド・コンセント
　研究期間中も十分な説明が必要であり、対象者の自由意思を尊重します。しかし状況を客観的に判断し、計画の修正や研究中止の決断も必要です。

⑤研究者としてのモラル
　引用文献は適切に用いるようにし、著作者（版権）の了解、二重投稿、データの収集・処理方法にも留意することで、倫理的に配慮しましょう。

STEP 2

研究プロセスと
文献検索法を理解しよう

1. 量的研究のプロセス
2. 質的研究の目的とプロセス
3. 文献検索の行い方
◆ パソコンの活用法

step 2　研究プロセスと文献検索法を理解しよう

1　量的研究のプロセス

CASE 事例

　Wさんは外科病棟の看護師です。術後のせん妄を起こす患者さんを何人もケアしているうちに、どうも起こす人と起こさない人では、年齢や術式やパーソナリティに違いがあると感じるようになりました。そこで実際にはどのような相違点があるのか調査しようと思いました。それがわかれば、術前からせん妄を予防するようなケア対策を立てるのに役立つと考えたからです。
　文献を調べてみると、術後せん妄の発生には年齢、診断名、術式、パーソナリティ、ストレスコーピングパターン、ソーシャルサポートなどが影響しているという調査結果がありました。
　そこで次のような研究計画を立てて調査してみようと考えました。

【1　研究テーマ】
　術後せん妄発生への影響要因の調査。
【2　研究目的】
　術後せん妄を起こした患者と起こさなかった患者とではどのような違いがあるのかを明らかにする。

【3　研究方法】
　術後せん妄を起こした群と起こさなかった群とで、そのデモグラフィック（人口統計学的）データ、パーソナリティ、ストレスコーピングパターン、ソーシャルサポートなどを調査し比較する。

　以上の計画をもって、研究の指導者にアドバイスを求めたところ、「術後せん妄をどのように測定するのでしょうか。またソーシャルサポートについては質問紙が開発されていますが、ストレスコーピングのパターンやパーソナリティはどのように測定するつもりですか」と質問されました。またそれ以外にも、「Wさんの臨床経験を通してせん妄発生に影響すると思われる要因はないのでしょうか。例えば、術後のペインコントロールの程度などはどうですか」とアドバイスされました。
　現在Wさんは、術後せん妄をどのように測定していけば最もわかりやすい結果を出せるのか、せん妄の測定方法について文献を当たって検討しているところです。

看護における研究のプロセス

　研究は科学的な手続きを経て行われるものです。看護の研究においても、その手続きにはいろいろな種類があります。ここではまず研究のプロセスについて簡単に述べ、その後、量的研究に的を絞って解説したいと思います。

（1）看護研究のプロセスと、理論・実践・研究の関連

　看護の実践を行う臨床にいると、さまざまな経験が蓄積します。またそのなかから自分が特に関心を寄せる分野ができたり、病棟で取り組まなければならない、実践的なニーズに注意が向けられることもあるでしょう。看護の世界の中でいわれている、いわゆる常識（例えば「糖尿病の患者には教育・指導が必要だ」など）と現実がぶつかるときもあります。その上世論や政治、社会の動向に

よっても看護実践は左右されていきます。このような現場にあって「なんとかしよう」「この状況を改善しよう」と、もしもあなたが心から思ったとしたら、それが研究の始まりです。

このように改善や変化や解決が必要な状況だと認識するところから、研究の動機が生まれるのです。

次に行うことは、その問題点の解決方法をあらゆる手段を使って調べてみることです。それで解決されるのなら、自分で大変な思いをして研究をする必要はないわけです。調べる手段はいろいろあります。最も手近なところでは先輩に聞くとか、上司に聞くなどです。教科書を読んだりすることも一つの手段です。また同僚と話し合ったり自分の見方を少し変えることで解決される問題点もあります。

このようにいろいろな手段を駆使して、それでも解決されない疑問が残ったとしたら、それこそが研究課題になる可能性の高い、いわゆる「研究のネタ（リサーチクエッション）」です。そして、実際の研究活動に入る前に、自分の研究動機がどの程度強いものかは、ここまでの活動をしてみれば自分でわかるのではないかと思います。

その後は、今回行う研究で何をどこまで解明するのか、という研究目的を明確にして、その目的に合った研究方法を選択して研究を実施し考察を加え、学会などで発表を行います。

〈理論・実践・研究の関連〉

看護学における理論と実践と研究の関連について説明しようと思います。図1をご覧ください。この3つは切り離して考えることができないものです。研究活動を積み重ねることによって看護学の知識が蓄積され、理論が発展し、その結果実践の質が向上します。また実践の質が向上することによって、理論が検証され、洗練され、新しい研究の枠組みが見いだされていきます。

看護現象を記述したり分類したりする研究は実践から立ち上がっていくでしょう。その研究結果を蓄積し、整理することで理論を生成することもできるでしょう。このようにして作られた理論から看護実践が導かれていきます。

また実践の中で理論を活用することでその理論の妥当性が検証されていきます。研究を行うときに理論的枠組みを使って研究仮説を作り出すこともできます。その研

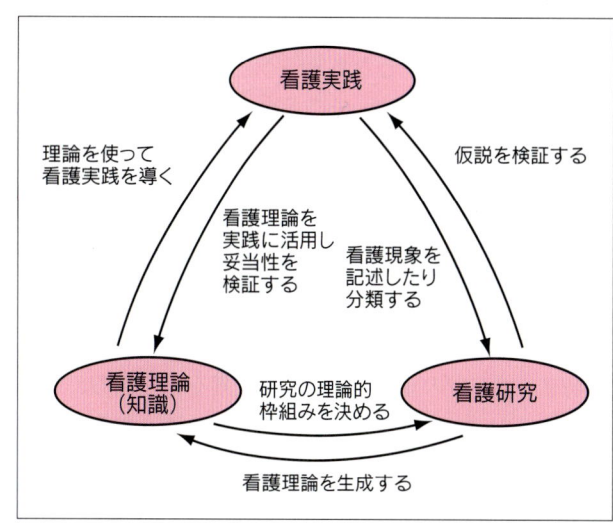

図1　看護理論・看護実践・看護研究の関連

究仮説を実践で検証するという研究もあります。これらのサイクルのどの部分を今自分はやろうとしているのかということを認識していることが重要です。看護学の進歩のサイクルのどのような部分を担っているのかという研究の位置づけを把握することになるのです。

研究課題のタイプをよく考えれば、データが数字で表されるものか、記述で表されるものかある程度見えてきます。量か質かが問題なのではなく研究課題が重要なのです。とはいっても量的な研究と質的な研究では方法論として大きな違いがあります。例えば量的な研究では何をデータとして測定し、どのような仮説を検証するかということを研究者自身が把握して研究を行っています。対して質的な研究では、研究者は何が重要なデータとなるか、どのような結果が出てくるのかはやってみなければわからない状態で研究活動を行っているのです。

（2）看護における量的研究のプロセス

〈研究の前提〉

量的研究を行うためには、その研究の前提を確認する必要があります。つまり、その研究課題は、何と何を測定すれば得たいデータが得られるのかが具体的にわかっているかという前提です。

量的な研究をしようと思うあなたの研究のしたいことは、何かと何かの関係があるかどうかであったり、この

原因はこれであるのかどうかを確認することであったり、これをすればこうなるということを証明することであったりするわけです。その場合、これとこれ、何かと何かという概念は測定できる概念であるのかを確認する作業が必要です。測定できるためには、その概念は十分具体的でなければなりません。もしくは具体的に置き換えることが可能でなくてはなりません。

〈測定〉

　測定とは一定のルールに従って数値を割り振ることです。このルールには厳しいルールもあれば、柔軟なルールもあります。看護は人間の存在まるごとを対象にしています。物理学や化学などのような厳密な測定は困難であることが多いですが、だからといって研究者個人が自分の物差しで現象に数値を割り振っていたのでは、話が通じませんし、それぞれの研究者が出した研究結果の比較検討が困難です。

　このルールに基づいて測定するからにはそのルールは本当に測りたいものを正確に測れるのだという証明がされている必要があります。このルールづくりがスケール開発であり、測定したいものを適切にそして正確に測定しているという確かめがスケールの妥当性と信頼性の検証ということになります。

〈傾向の把握と仮説の検証〉

　測定で得られるものは、ある集団の傾向です。個々人でそれぞれの値は違うのは当たり前ですが、それがある共通の性質を持った集団となったときに、ある傾向を示すということがわかるのです。この傾向を確かめていく方法が記述統計です。

　一方、A集団とB集団では、傾向が同じである確率が非常に高いとか、低いとか、という差を確かめていく方法が推測統計の手法です。

　以上のことからもおわかりでしょうが、測定した値が真の値を示しているわけではありません。あくまでも目安であることを忘れてはいけないと思います。特に心理テストやADLの評価スケールなどの値が、直接対象者の心理状態や生活障害の程度を表現しているとはいえないということは、常に心に留めておくべきだと思います。

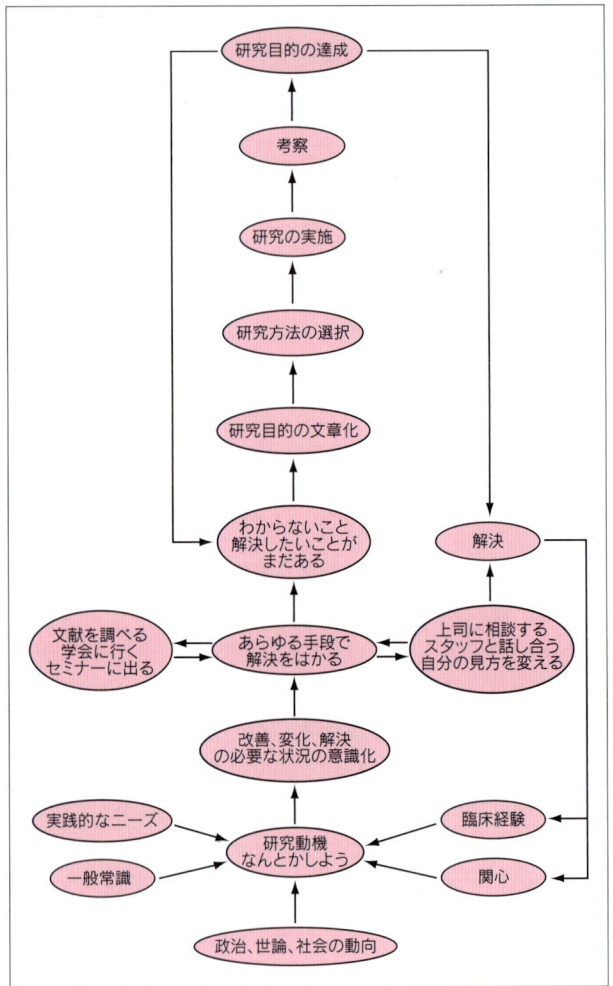

図2　研究のプロセス

量的研究のプロセス理解のために

研究したい事柄を測定可能な現象に置き換える

　事例で紹介したとおり、術後せん妄やパーソナリティ、ソーシャルサポート、ストレスコーピングパターンなどという事柄（概念）が、変数という測定可能な現象に直される必要があります。看護の場合、研究したい対象は必ずしもすべて数値で直接測ることのできるものではありません。むしろ身長や体重のように直接的にcmやkgといった等間隔で示せる単位で測定できる概念よりも、心

表1　研究目的の性質に応じた分析方法とその例

分類	研究目的の性質	分析方法	例
量的研究	関係を探求する	現象を比較する 関連を検定する 差を検定する	術後せん妄を起こした患者と起こさなかった患者とでは、ストレスコーピングパターン、ソーシャルサポートに違いがあるのだろうか
量的研究	現象を予測する	因果関係を確かめる 仮説を検定する 因果モデルを検定する	妊娠中の配偶者の妊婦への支援行動は妊娠にまつわる不快な症状をより少なくする効果があるのではないだろうか
評価研究	効果のあるとされる(規定の理論の)ケアの評価をする	ケア全体の評価を行う ケアを一つの実験と扱い実験群と対照群の比較をする	透析導入期の患者に対して、看護目標を話し合って決めていくことは、患者の自己管理能力を高めるのではないだろうか

理的反応や看護ケアの反応、痛みなどというような概念の順序や大きさ、分類などを測定することが多いのではないでしょうか。そのような場合、測定しようとする事柄が本当に測定が可能なのかどうかをよく考えてみる必要があります。また、例えば第六感とか虫の知らせなどという概念は、研究したいと思ってもそれが本当に存在するのかどうかがわからないのですから、存在するかしないかを確かめることから研究を始めなければなりません。

例えばせん妄という症状は、脳機能の失調によって起こる、注意の障害を伴った軽い意識混濁を基盤とする症候群、と説明されます。そして認知機能障害、精神運動の障害、睡眠・覚醒リズム障害を同時に示す[1]、とされています。つまり「せん妄」とは一つの概念であり、実際に現れている症状はさまざまで、かつ複数の症状が表現されてくるのです。こうした場合、どのような状態になったら「せん妄」か、を判断するためには、「せん妄」という概念を具体的な「サイン(現象)」に置き換える作業が必要になります。このような作業の一つの例として「せん妄」の操作的定義を決め、せん妄の評価に関する共通ルール(すなわち評価スケール)を選択する、ということがあります。共通ルールにのっとって評価することで、だれでもいつでも同じように「せん妄」であるか、ないか、や「せん妄」の程度などを把握することができるのです。

それはストレスやコーピングパターンについても同じことがいえます。ことに人間の行動や心理、認知、知識など概念としてはあってもそれが具体的に目に見えないものである場合、測定可能(あるいは評価可能)な現象に置き換えるという作業は、量的研究方法のプロセスの中でも最も重要な局面であるといえます。

ここを十分検討することなしに調査を行ってしまうと、自分が知りたかった事柄でない事柄を測定してしまうことにつながり、的外れの研究結果が出てしまうことになりかねません。

研究対象を母集団の中から無作為抽出する

量的研究は、本当はその集団(母集団)について全数調査すればよいところを、そのなかのある一部の対象者を測定し、その結果から統計を使って全体を測定し、母集団の傾向を知るという目的があります。この推測をするためには、十分な対象者数を無作為に選ばなくてはなりません。

対象者数が十分でないと、たくさんあるパターンのある一部しか抽出できていないという可能性が高くなります。また対象を選択するときに、研究者が自分の好みなどの主観的な、あるいは状況的な基準を設けてしまうと、それだけでこの研究自体の信頼性や妥当性がぐらついてしまいます。

あるいは、例えば術後せん妄の発生と術後の痛みの管理方法や鎮痛剤の投与量との関係を調べたいときに、対象者を脳卒中や習慣飲酒、認知症などの既応のある人を含んで設定してしまうと、実際の測定結果を読むときに、なにが原因となってせん妄になっているのか解釈が難しくなることもあります。母集団を決めるときには配慮が必要だということです。「どのような母集団の特性を測定

図3　文字の大きさ・字体

タイトル30ポイント以上
看護研究サクセスマニュアル

箇条書き24ポイント以上
看護研究サクセスマニュアル

明朝体（18ポイント）
看護研究サクセスマニュアル

ゴシック体（18ポイント）
看護研究サクセスマニュアル

　上記①から⑤までは、準備段階でのポイントです。⑥から⑩までが発表時のポイントです。

　では、後半の発表時のポイントに絞ってアドバイスをしましょう。

　発表するとき、どうしても原稿に目がいってしまい、下を向いてしまいがちです。下を向いての発表だとどうしても声がこもってしまいます。

　上手なプレゼンテーターは、発表原稿を見ずに、聴衆を見て、そしてスライドを指しながらプレゼンテーションを行っています。聴衆の反応を楽しみ、自分の伝えたいことを聴衆の目を見ながら発表するのです。

　会話でもそうですが、目をそらされた会話は、何だか信頼されていないような気がしませんか。自信がないのかしらと、研究そのものも疑わせてしまいます。

　プレゼンテーションは、発表者一人だけのものではありません。聴衆の反応があってこそ、成り立つのです。つまり、プレゼンテーションとは、発表者と聴衆によって行われるといっても過言ではありません。だからこそ、いかに聴衆のこころを引きつけるかにかかっています。

　適切な言葉を選択するということは、サイエンティストとしての言葉、正確で事実に基づいた言葉を使うということです。また発表は、フォーマルなものです。通常の日常会話で使用する言葉とは違います。

　また、発表原稿を用意すると、どうしても「書き言葉」になってしまいがちです。「書き言葉」と「話し言葉」は違います。とはいっても、慣れていないと発表原稿を見ないと心配になりますね。慣れてきたら、発表原稿なしでチャレンジしてみてください。

　プレゼンテーションを前にして、緊張するなとはいいません。緊張を楽しんでください。

　プレゼンテーターが緊張していると、その緊張が伝わり、聴衆まで緊張してきます。

　一声発すると、落ち着きます。また、いつもよりちょっと低めの声を心がけてください。

　入念な準備とリハーサル、練習を行っていれば、大丈夫。落ち着いて発表できます。

　そして、傲慢な態度にならないように、質問者に対しても、同じ研究者、仲間として尊敬しあう態度で対応してください。

　国際学会や学会などでゲストスピーカーとして招かれた外国人講師は、本題に入る前に必ずユーモアのある言葉をかけています。このユーモアに関しては、日本人はあまり得意ではありません。また制限時間ぎりぎりで発表するのですから、なかなか難しいのですが、聴衆のこころを引きつけることができる技でもあります。日頃から、学会に参加し、上手なプレゼンテーターの技を参考にしてみるのもいいかもしれません。

　でも忘れてはいけないのは、発表内容の質です。

学会発表原稿の作成

先の項目で、「書き言葉」と「話し言葉」による違いから、慣れてきたら発表原稿を読まずに、発表してみましょうとみなさんにすすめました。発表原稿を読みながらでは、どうしても棒読みになってしまうからです。また、下を向いての発表は、参加者としてもつまらなく感じてしまうからです。

発表原稿を作成する目的の一つに、制限時間内に発表するという大きな目的があります。さらに、参加者にわかりやすく、制限時間内に研究内容を理解してもらうことが重要です。

発表時間は、8分から10分が一般的です。

発表原稿は、原稿1枚、もしくはPower Point 1枚に対して1分、文字数にしたら300字程度が聞きやすいといわれています。10分の発表時間であれば、10枚の原稿、3000文字となります。

効果的に発表しようとするあまり、内容をコンパクトにまとめすぎてしまうと、かえってわかりにくくなってしまいます。つまり資料の提供などにより、「研究方法は、お手元の資料をご覧ください」と省略して、「結果は……」と続けると、研究方法を見ながら、結果を聴くという、同時に2つのことを参加者に要求してしまいます。このような場合では、できたら、ハンドアウト（資料）で示す「研究方法」を見ながら、研究方法について説明する方法ですと、聴覚と視覚を使うことでより効果的な発表が可能になります。

発表内容の時間配分についてですが、当然のことながら参加者は、新しい知見を求めて参加しているはずです。時間配分は、新しい知識・理論・主張に十分な時間を費やしてください。

発表原稿の言葉ですが、故意に難しい言葉を使わずに、難しい内容であっても参加者が理解できるように、わかりやすい言葉を選択してください。

また、最初から「抄録と若干違いがあることをお詫び申し上げます」といった弁解をする発表者をみかけますが、大多数の看護師（参加できなかった）は、その抄録で研究内容を知るという現実があります。厳しいことをいうようですが、抄録提出時に十分な時間をとって研究内容と発表内容を吟味してください。

参考・引用文献
1) 志賀由美、濱井妙子著：効果的な研究発表のテクニック、臨看護、第26巻第10号、p1461、へるす出版、2000

（比嘉　肖江）

まとめ

①プレゼンテーション目的
　限られた（与えられた）時間内で正確に伝えたいことを伝える。

②プレゼンテーション方法
1) 聞いてもらう。
（口演・事例発表＞ポスターセッション／示説など）
2) 見てもらう。
（ポスターセッション／示説＞口演・事例発表など）
3) 読んでもらう。
（論文）

③極意（5つのく）
　わかりやすく、聞き取りやすく、見やすく、読みやすく、正しく。

STEP5 ▶論文をまとめて発表しよう

知っておくと役に立つ研究用語

「基本的な研究用語の解説」(P119～120)では、研究用語の中でもまず意味を理解して始めたいものを紹介しました。ここでは、より研究を科学的にしようと関連書物を参考にするときに、理解していかなければならない用語について紹介してみたいと思います。

ただし、これらは、本当に理解するには丁寧な学習が必要で、筆者もずいぶん苦労したものが多く、いまだに毎回調べているものも多々あります。あくまでも紹介にとどめていますので、いろいろな研究概説書の索引や用語解説などを繰り返し調べながら、少しずつ自分自身の言葉にしていきましょう。

「似ている」と誤解してはいけない言葉

まず、下記のように響きは似ていますが、区別して使わなければ大きな誤りとなる言葉があります。

> 内容の分析：内容分析
> 現象：現象学的アプローチ
> グランドセオリー：グラウンデッドセオリー

単に「内容の分析」をしたということは、内容をどう分析したかを説明しませんが、「内容分析」をしたということは、コミュニケーション分析の技法である特定の分析方法を用いたことを意味します。また、「現象」とは、観察できるあらゆる事実をさしますが、「現象学的アプローチ」は、「現象学」という哲学的視点を基盤にして開発された質的研究方法論を意味しています。また、「グラウンデッドセオリー」も社会学で開発された質的研究方法論であり、「グランドセオリー」は、grandtheory＝大理論という意味で、理論を分類する視点の一つです。

このように、研究用語には、似ていると勘違いをして使うと、科学的姿勢そのものを疑われてしまう言葉がたくさんあります。

難しいけれど理解したい研究用語

また、先行研究や論文を読み進めていくうちに必ずといってもいいほどつまずいてしまう言葉に、次のようなものがあります。これらは、いずれも研究や理論の書物において数ページにわたって取り上げられているものばかりです。それくらい大切ですし、研究者間でも混乱しているときもあって、注意が必要です。

> 科学・科学的アプローチ
> 演繹法・帰納法
> パラダイム・命題・モデル・概念枠組み
> 法則性・一般化
> 独立変数・従属変数・基準変数
> 横断的研究・縦断的研究

理解の手がかり

このように、研究の世界に足を踏み入れると、難しくて重要な用語が多く、これらをひとことで解説するのはそもそも無理なのです。けれども看護研究が盛んになるほど、自分自身が区別できなければいろいろと困るものです。そこで、その区別のきっかけになるように、いくつかの用語を表(P140～)にまとめてみました。ただしこれらは、あくまでもひとことでいうとしたらという程度ですので、理解するには自己学習が必要です。

学習方法については基本的な研究用語の解説で示したとおりですが、参考等も付記しておきますので、いろいろな角度から文献を読み比べることを加えれば、さらに効果的でしょう。

表1 知って始めたい基本的な研究用語とひとこと解説

研究用語	英語・日本語	ひとこと解説
用語	term	特定の人々が用いる言葉。研究に使う場合は研究用語、看護学には看護学用語
キーワード	key words	手がかりにする用語。論文の内容を表す重要用語の意もある
概念	concept	ある現象について知る過程で印象を総合化し形成する心的形象、思考の表象
理論	theory	現象の記述、説明、予測のために体系づけられた概念で筋道立てて創られたもの
論理	logic	「知る」と「考える」の筋道、筋道立てて考えること
テーマ	theme 主題	研究の中心となる内容
タイトル	title 表題	研究の中心となる内容や方法や特徴を表した題目
データ	data	研究の中で収集される情報
対象	subject	研究にデータを提供する個人あるいは事物
事例、ケース	case	研究の対象あるいはデータとなる個人、状況、出来事。症状主体のときは症例
調査	survey	実験によらないで、ある母集団の実態・特性・意見・意思等を調べる研究
測定	measurement	対象のある属性を特定のルールに従って測り定めること
アンケート	enquête（仏）	調査のこと。主として意見調査。調査用紙のことを指す場合もある
質問紙	questionnaire	対象者が自分で筆記によって質問に回答するデータ収集用紙
統計	statistics	集団の特性や状況を数字で表してそこに潜む規則性や傾向性を明らかにすること
仮説	hypothesis	研究しようとする概念間の関係についての研究者の予測　cf.推測、予測、推論
因果関係	causality	1つの変数（原因）の有無が他の変数（結果）の有無や値を決定するような関係
相関	correlation	2つの変数が相互にどの程度関連しているかを記述する方法。因果関係ではない
分析	analysis	データを一定のルールで、分解したり統合したり関連をみたりしてみること
考察	discussion	データ収集し分析した結果について、研究目的に照らして、わかったことやまだわからないことを整理して考えを示すこと

表2 区別して使いたい研究用語とひとこと解説

研究用語（英語）および類義	ひとこと解説および参照したい類義語・文献
科学（science） 科学的アプローチ （scientific approach）	科学は、人間の経験する世界にあらゆる現象や事物の一部を対象として、それについて系統的で確実性をもった説明を提供しようとする活動で、通常、その研究の対象や方法によって分類されている。人類の歴史の中で科学観は変化している。 　科学的アプローチとは、単に科学的方法ではなく、問題解決や知識獲得のために用いられる一連の、秩序正しく、系統的で、統制された手続きをいう。 cf:看護理論のほか、科学哲学、科学史等も参考になる。
演繹（deduction） 帰納（induction）	2つとも思考の方法で、演繹は経験によらずにある理論や命題を普遍として、そこから個別を明らかにする方に向かうものである。帰納はその反対で、経験される個々の現象を集めて、そこから普遍を明らかにする方に向かう。 cf:論理学
パラダイム（paradigm） モデル（model） 概念枠組み（conceptual framework）	パラダイムとモデルは同義に用いられることもあるが、パラダイムはある時代や集団の支配的なものの見方、考え方を指していて、モデルを生み出す基の視点といえる。 　モデルはある現象についての図形的な象徴的な表現であるが、看護学においては概念モデルと同義語として用いられることが多い。ex.発達モデル、相互作用モデル、システムモデル、適応モデルなどさらにこの概念モデルと概念枠組みという用語が、同じように用いられることが多い。ただし、研究においては、概念枠組みは、研究しようとするテーマに関連があるために集められた諸概念を使って、その研究における考え方の全貌を示すもので、平たくいえば「今回の研究では、この現象について取り扱うときに、この概念とこの概念をこういう関係でとらえていきます」というもので、量的研究では特に研究の前提として重視されている。 cf:研究概説書のほか、「フォーセット著；小島操子監訳:看護モデルの理解　分析と評価、医学書院」のようなものが参考になる。
定義（definition） 操作的定義（operational definition）	研究で用いる概念を「こういう意味で理解していますから、このようにとらえます」ということが定義であるが、そのように定義したところで、それをどのようにして測定しデータにするか困るので、「この研究では、この概念をこれで表します」と決めて操作できるようにすることを操作的定義という。例えば、発熱という概念はいろいろ定義できるが、「この研究では、体温38.0℃以上と決めます」というと発熱という概念を操作できるようになる。
変数（variable） 独立変数（independent variable） 従属変数（dependent variable） 基準変数（criterion variable）	変数とは、量や質が異なったり変動する実体や現象をいう。 　「手術予定の有無は、術前訓練の実施に影響を与える」という場合、手術予定が独立変数で、それに伴って変動する術前訓練の実施が従属変数である。従属変数を基準変数ということもある。変数と変数の関係がわかっていない場合は、どちらが独立変数でどちらが従属変数とはいえない。例えば、「手術の決定と病気の治癒への心配とは関係がある」という場合、手術の決定の有無が病気の治癒への心配に影響するのか、病気の治癒への心配が手術の決定の有無に影響するかは、単純にはいえない。
パイロットスタディ（pilot study） 予備テスト（pretest）	パイロットスタディは「予備的研究」で、本研究の前に研究方法を適切に知るためにそれより小さい集団で予備的に研究してみること。予備テストは「プレテスト」「事前テスト」で、実験する前にデータ収集すること、あるいは新しく開発した測定用具を試験的に使ってみることである。パイロットスタディが研究方法全体の試験的な実施であるのに対して、単に測定用具を使ってみることがプレテストである。

表2 区別して使いたい研究用語とひとこと解説（つづき）

研究用語（英語）および類義	ひとこと解説および参照したい類義語・文献
サンプル（sample） サンプリング（sampling） タイムサンプリング（time sampling）	サンプルは「標本」のことで、母集団の部分要素。 サンプリングは、「標本抽出」のことで、母集団から部分要素すなわちサンプルを選び出す作業をいう。 タイムサンプリングは、業務分析の一つの方法のこと。
一般化（generalizations）	その研究の結果から、一般的な原理を導き出す作業、あるいは、その研究の結果が別の場合にも応用できること。 cf:法則性

（吉田澄恵）

STEP 6

研究をさらに発展させるために

1. 研究の評価と批評
2. 看護における研究課題の優先度
3. 研究における質的アプローチ
4. 研究成果の活用と研究活動の継続
5. 測定用具の選択とアセスメント

step 6 　研究をさらに発展させるために

1　研究の評価と批評

なぜ研究を評価するのか

　研究結果は新しい知識の蓄積です。看護の知識体系を眺めてみると、看護独自の対象のとらえ方や介入の仕方に関する体系化が着々と発展しつつあることがわかります。

　しかし看護学は若い学問ですから、研究者もまだ厳しい研究批評にさらされる機会が少ないように思います。厳しい研究批評を行うことのできる批評家が少ないということもできるでしょう。このことは看護独自の知識体系を作り上げていくときには大きなマイナスです。看護学の知識は看護実践の現場で厳しく評価されることでさらに発展します。看護学研究者だけでなく看護実践家もそのような責務を伴うと思います。

〈研究批評の機能〉

　みなさんは活字になった研究論文を読んで、活字になったというだけでその結果や考察をあたかも完璧に正しいものだというような錯覚をもってしまうことはありませんか？しかし、完璧な研究論文は世界中探してもどこにもないといえると思います。よい研究論文とはその研究の限界を明確にし、次の研究課題を提示してある論文であるといえるでしょう。一つの研究が終了したとき、新しい研究課題が見えているはずです。そうして研究活動は継続していくのです。

　研究批評という活動は、ある一つの研究論文が未来につながっていくことを助けるための活動です。看護学の分野でいえば、看護理論の発展に寄与し、看護実践の向上を支援するような活動であるといえるのです。

〈批評こそが研究を前進させる〉

　みなさんはどのような立場でこの本を読んでいらっしゃるでしょうか。学生でレポートを書く必要に迫られて？それとも臨床看護師で今度研究会の当番に当たってしまって？それとも「研究ってどんなものだろう」と何となく興味をもって？

　みなさんが、これから研究をしていくときに一番初めに行わなければならないのは、他の人の書いた研究を批評的に読むことなのです。研究の最初に文献を探して読みながら、自分の研究テーマを絞っていきますが、そのときに文献に書いてあることをそのまま信じて自分の研究を始めても、そこから踏み込んでいくような研究はできないのです。

　また看護実践においても他の人の研究結果を応用するときには、その結果を信じ込んでそのまま応用したりはしないでしょう。その研究の長所と短所を査定し自分たちの実践活動にどのように応用できるのかを考えてから、その結果を使うはずです。これは批評的に研究を読んでいることです。

　このような活動を看護職が行うことによって、看護学の研究者たちは厳しい批評にさらされます。看護実践に有効でない研究は淘汰され看護理論は洗練されていくのです。看護学研究者を鍛えるのは臨床の看護職であり、臨床の看護職を引っ張っていくのは研究者によって創出された理論と知識体系なのだということができます。

批評される態度と批評する態度

　研究を批評したりされたりするためには、それなりの態度と技術を身につける必要があります。このことによって研究についての好き嫌いなどの個人的感情に振り回されずに、その研究の価値を判断できるようになります。

表1 研究批評に必要な態度

① 客観的態度の維持
② 助言者としての役割の自覚
③ セカンドオピニオンの提供
④ その研究の長所と短所の評価
⑤ 論文内容の分析と今後の示唆の提供

Lejnnger, M.M.: The research Critique: Nature, Function, and Art. Communicating Nursing Reserch. 1.20-31. 1968

表2 研究批評の視点——研究の全体構造の評価の過程

① 研究にどのような概念が使用されているのか明らかにする
② この研究は何を明らかにしようとしているのかを確認する
③ 各概念間の関連や因果をモデル図に表す
④ 研究方法はモデル図のどこに焦点を当てたものかを確認する
⑤ 研究目的が明らかにされたのかどうかを検証する
⑥ この研究の結果得られた知識のレベルを明確にする

Hinshaw, A.S: Planning for logical consistency among three research structures. Western Journal of Nursing Research, 1(3).250-253. 1979

〈批評するときの態度〉(表1)

批評するときには、研究論文の行間を読むことを避けたほうがよいでしょう。小説を読むことと研究を批評することは違います。この論文が表明している事実と研究者の主張の批評をすることに集中すべきでしょう。

また批評するということはよりよい意見の交換をすることであるわけです。対等の立場を堅持し、否定のみに終始するのではなく建設的な意見を述べるように言葉を注意深く選ぶことが必要です。大切なことは、あなたの批評が刺激になって、よりよい研究活動が行われるようになるということなのです。

しかし刺激にもいろいろあります。踏み込んでその研究の長所と短所を批評することはときに研究者にとっては厳しい意見となるかもしれません。だからこそその研究の隠された可能性に研究者自身が気づくよいきっかけとなるような批評をするようにいつも心掛けることを基盤におきましょう。

〈批評されるときの態度〉

批評されるあなたは、批評してくれる人の立場や地位にかかわらず今現在は同等の立場で意見交換をするのだという気構えを忘れてはいけません。

ほめられるために研究をしたのではなく、何とかしたい研究動機があったから研究をしたのです。そのことについてどん欲にディスカッションするよいチャンスなのです。自分のことを話すのではなく研究結果や研究方法、考察について話すのですから、話が弾まないわけがありません。なぜならあなたはこの研究をやりたくてやったのですから。

最後に厳しい意見、自分と違う意見こそ大切にしたほうがいいと思います。批評するほうも、厳しい意見を言うには覚悟が必要なものです。それでも言うということは、批評する人があなたの研究を大切に考えているということの表れです。

研究評価を行うためのポイント

論文全体の構造の批評（表2）

まず初めに、研究論文に必要な要素が順番に書かれているか見てみましょう。すなわち研究の動機や背景、研究目的、研究方法、倫理的配慮、結果、考察、文献などです。

次に、全体的なその研究の研究目的（研究されるべき概念）と研究方法と結果、考察が一貫しているか考えてみます。

研究課題の性質によって研究方法、結果の表し方はある程度決まってくるため、それがずれていないかどうかを点検することが重要です。

このような研究論文の全体の構造をモデル図にしてみると、研究者の概念枠組みや測定用具、導かれた結果などがイメージしやすくなります。どこがつながっていないかというような論文全体の構造もわかりやすくなると思います。

論文内容の批評（表3）

論文内容の評価は量的研究と質的研究では評価の視点が違います。

表3 研究の内容の評価の視点

	量的研究		質的研究
研究課題	・概念が測定や操作が可能な現象として定義されているか ・研究仮説あるいは帰無仮説が立てられているか ・先行文献の結果から研究の範囲を限定しているか ・この研究課題は量的研究方法で検証できる性質のものか	研究課題	・本当にその研究課題が看護にとって重要な課題なのか ・本当に今まで行われていない初めての概念の抽出なのか ・既存の理論の裏付けがあるか、文献で十分に裏付けられた研究課題か ・研究者の経験がどのようにこの研究課題や選択することに関係していたかを記述しているか（自分の認識の偏りの可能性の表明）
方法論 / 研究方法	・変数をコントロールできているか ・外部からの影響をどの程度コントロールできているか ・対象は無作為に抽出されているか ・データ収集方法が記述されているか ・測定用具選択の理由が記述されているか ・測定の信頼性は検討されているか	研究過程	・観察すべき現象が規定されているか ・短時間の分析で多くのコード化をしていないか ・観察する者は観察法や面接法の訓練を受けているか ・分析の過程を公開しているか ・どこにもあてはまらないデータの存在を公開しているか ・いろいろな情報源からデータを収集しているか ・対象者の反応特徴を記述しているか
結果 / 発見	・推測統計（統計的有意性の検定）が仮説の検定に使用されているか ・有意性の検定方法は検証すべき仮説に適しているか ・自由度と有意水準を公開しているか ・得られた発見には再現性があるか ・発見は図表にまとめられて示されているか ・発見に偏り（バイアス）はないか	結果	・得られた結果は看護専門家として読んでみて納得のいく結果であるか ・研究者自身が得られた結果に納得しているか ・研究者は観察して得られた事柄について過度の推測をしていないか ・結果を抽出する手順（システム）は記述されているか ・そのシステムは適切なものか
考察	・重要な結果がすべて考察されているか ・結果の解釈は研究目的に関連して述べられているか ・研究方法の限界を考慮した解釈をしているか（言いすぎていないか） ・研究の意義、および看護実践に対する意義は述べられているか ・今後の研究方法や研究課題への示唆がされているか ・考察全体が理論的で組織的であるか		

　また評価の項目としては、①研究課題、②研究方法、③結果、④考察、などの項目で見ていくことがよいのではないかと思います。それぞれに評価する視点がある程度定まっているようです。

①研究課題について
〈量的研究〉：まず、測定可能な現象として研究課題を定義しているのかどうかを見ます。量的研究が可能であるように、概念を絞り込み、操作的定義まで具体化できているかどうか考える必要があります。
　また量的研究には研究仮説あるいは帰無仮説が必要です。仮説を設定するのに先行文献の結果を踏まえているかどうか、仮説が妥当かどうかを評価する必要があります。

〈質的研究〉：まず、どのような概念を探索したいのか、それはなぜか、どのように看護学の中で位置づけられるのかを把握します。この研究課題についての現象の記述はいままで本当に行われていないのかということも点検する必要があります。またこの研究課題に到達するまでの研究者の経験と文献の裏付けも、研究課題を評価する上で重要です。

②研究方法について
〈量的研究〉：変数や外部からの影響のコントロールはど

の程度できているのかを評価します。また対象が母集団から無作為抽出できているか、測定用具の選択理由が論理的に記述されているか、データ収集方法が明確に記述されているかなどについて評価します。
〈質的研究〉：何を観察しているのか規定されていること、および観察者（研究者）は観察法や面接法の訓練を受けているか、分析の過程を公開しているか、その分析過程は納得できるか考えてみましょう。既存の方法論（グランデッドセオリーやKJ法など）を用いている場合は、その方法論をとる必然性がある研究課題かどうかについても考えてみましょう。

③結果について
〈量的研究〉：仮説の検証方法を見ます。仮説のタイプと統計手法に矛盾がないかを確認します。
また量的研究においては、結果に再現性があるかが重要です。同じような研究方法を実施して同じような結果が出るかどうかを検討する必要があります。完全に条件を制御して行える看護学の研究はほとんどないと思います。結果に影響を与えている偏り（バイアス）があることを前提に結果を読んでいきます。

量的研究の主要な結果は事実として図表に表現されていなければなりません。本文と図表が一致していること、結果の中に研究者の解釈が入り込んでいないことが重要です。
〈質的研究〉：質的研究の結果は、看護の専門家として読んで納得のいく結果であるかどうかが最も重要な評価の視点です。もしも読むほうが自分の経験と照らし合わせて、もっと記述するべき現象があるというような質的研究の結果に出合ったら、研究課題からもう一度チェックする必要があります。看護実践という現実の中が、その研究結果とあまりに違うということは、データの真実性や分析過程の正確性を再検討する必要を示しているかもしれません。
また結果を抽出するに至った過程を公開しているかどうかも評価のポイントです。この過程の公開によって、得られたデータから研究者が過度の推測をしていないかを判断できます。

④考察
量的な研究および質的な研究の考察に、共通している考察の評価ポイントは以下のようになると思います。
重要な結果についての考察がなされているか、次に結果の解釈は研究目的に沿って述べられているか、また対立意見についても比較検討しているか、研究の限界を考慮しているか（言いすぎていないか）です。
また、研究の意義と看護実践に対する意義についてきちんと述べられているかを評価します。最後に今後の研究課題や研究方法への示唆が述べられているかを評価します。
研究批評を本格的に行うためには、少なくとも自立して研究を行った経験がなければ難しいかもしれません。実際に研究批評を行うためには、その領域の知識をもっていることも重要です。文献をたくさん読み、自分で研究を行ってみる、この繰り返しで文献を読み批評する力と研究を行う力が向上すると思います。
自分の中に以上のような視点をもって研究論文を批評的に読むことで、論文が読みやすくなることは間違いないと思います。

批評されやすい論文を書こう

批評されやすい論文の条件としては、まず文章として言っていることがわかりやすいということが必要です。その次に書くべきところに書くべきことが書いてあるということが重要です。研究論文には科学論文としての約束事があり、一定のフォームに沿って記述されていくものです。読むほうもそれに沿って読んでいるのですから、考察の中に結果が複雑に入り込んでいたりすると、頭の中が混乱してしまいます。
また論理がスキップしている文章も、批評することが難しいものです。読むほうは何度も前の文章に戻って読み返さなくてはなりません。
書くべきところに、論理をスキップせず煉瓦を積み上げるように文章を書いていくことで、批評されやすい論文になり、自分の考えも整理されていきます。つまり人に読みやすい文章を書くことは、自分の頭の中の整理につながるのです。
研究の「はじめに」から「結果」まで秩序をもって書き表すことで、考察が整理されることもあります。

参考文献
1) 数間恵子他：看護研究のすすめ方・よみ方・つかい方、第2版、日本看護協会出版会、1997
2) Woods,n.f.and Catanzaro,m：Nursing Research, Theory and Practice, The C.V.Mosby Company, 1988

（酒井　郁子）

まとめ

①批評こそが研究を前進させる
　厳しい批評家のいる分野は前進します。看護専門職が研究の消費者であるとともに、批評者として機能することが重要です。

②批評される態度と批評する態度
　批評に関して、上手にやりとりできる態度を身に付けておくことが必要です。そうでないと批評に対して無用に情緒的に反応したり、批評することもされることも避けたりするようになり、研究結果の活用に支障を来します。

③研究批評を行うためのポイント
　研究批評を行うためのポイントは大きく2つに分けられます。第一に論文全体の構造の批評、次に論文内容の批評をします。

④批評されやすい論文を書こう
　批評されやすい論文を作成することは自分の考えの整理につながります。科学論文としてのフォームに沿って思考を整理していくことで、重要な研究結果に気付くこともあります。

step 6 研究をさらに発展させるために

2 看護における研究課題の優先度

研究課題の優先度は社会からの期待

　研究課題の優先度は、社会情勢や医療・福祉制度の変化から影響を受けます。看護学という学問領域が社会から何を期待されているのか、社会に何を貢献できるのかという視点で常に自分の研究課題の位置づけを点検していくことが必要です。つまり、研究者自身が研究課題の優先度を決めると同時に、社会が何を求めているかによっても研究課題の優先度が決まります。

　例えば、看護師不足が注目されていた1990年代前半は、看護師が辞めない病院の特性や看護師の職業ストレス、職務満足の研究が盛んに行われていました。2008年現在では看護師全体の不足というよりも、新人看護師の離職を防止するために、基礎教育と新人教育のギャップをどのように埋めていくかということを目指してさまざまな新人教育の効果の検討などがなされています。また近年の高齢化に伴って、介護状態を予防するためのさまざまな手だての効果なども検証されつつあります。20年前は「寝たきり状態」という身体機能に注目した研究が多かったのと比較すると、近年は健康寿命の延伸、QOLの向上に向けた取り組みに変化しつつあります。また災害による生活の激変から健康状態が低下する人々が多くなる中、災害看護が確立されてきました。このように、研究課題の優先度は社会情勢や人々の価値観の変化に伴って変化し続けていきます。

　研究課題の優先度は、だれが決めるのでしょうか。だれにとっての課題なのか、をはっきりさせて考えた方がよさそうです。「看護学を発展させるための研究課題」は看護学研究者にとっての課題です。これは研究者自身が考えていく必要がありそうです。一方、社会から看護学に解決を期待されている課題というものもあります。これを決めるのは社会あるいは住民ということができます。しかし社会の意思をキャッチするのはだれの役割なのでしょうか。厚生労働省や文部科学省などの行政組織が住民の声を吸い上げて政策を決定していくということもあるでしょう。しかし住民の声を吸い上げるという活動もまた一つの研究活動として成立します。看護学の研究者として課題を明らかにして解決の必要性を訴えていく問題提起型の研究を行うことも必要ですし、その課題解決のための方策と効果を提示していく研究を行うことも必要です。すなわち看護学という公共性の高い学問に携わる研究者は社会からのニーズを敏感にとらえるアンテナを持つことが求められるのです。このように社会における看護学の位置づけを把握しつつ学問としての発展の方向性を考えていくことが重要なことだと思います。

　研究活動には多大な経費とエネルギーが必要です。研究には資金が必要です。この資金を分配するときに、分配する方の側は、資金を社会にとって有効に活用できるような研究課題を選んで分配します。これが研究助成金といわれるものです。大きな研究助成金を獲得できる研究課題がその社会にとって優先度の高い研究課題とみなされているということもできます。科学研究費補助金や厚生労働科学研究費補助金などの公共的な研究助成金を獲得した研究課題のリストを眺めてみると現在必要性の高い研究課題の動向を把握できるでしょう。

看護体験を生かす研究課題

　看護の実践者として日常遭遇する事柄の中で研究課題となり得る領域について、延近氏が述べている項目は、「看護ケアの実践に伴う諸問題の解決、および看護の事実・現象の普遍化」「対象のもつ看護問題の観察、測定の基準となるスケールの開発」「看護用具、機器および設備の開発による看護対象への影響、看護効果」「看護ケアに

149

伴う事故の防止と看護効果」など9項目です[1]。優先順位はついていませんが、当時これらの9項目は日本の看護における重要な研究課題であったといってよいと思います。

北米ではANA（American Nurses' Association）とNAACOG（The Nurses' Association of the American College of Obstetricans and Gynecologists）がそれぞれ研究課題に優先度をつけていますし、理論家ではアブデラが研究課題の優先度[2]について述べています。

研究課題の評価

自分の研究課題がなかなか絞り込めないときには、これらの研究課題の優先度などを参考にして自分の研究動機や疑問を見つめていくことで新たな発想が生まれることもあります。また新たな発想を看護研究課題の優先度と照らし合わせてみて、研究可能な課題を遂行していくというやり方もあります。

自分の研究課題を絞っていく過程は、研究の過程の中でも最も大変な過程だといってよいと思います。研究課題の絞り込みの際にもっているとよいと思われる視点は、①その課題の看護学への貢献はどうか、②科学的な探求の方法（つまり科学的研究）で究明できる問題かどうか、③研究が実施可能かどうか、④研究課題の前提条件は正しいか、などだと思います。これらの4つの視点は研究課題を評価するときの視点でもあります。

①の看護学への貢献度を考える場合、今まで述べてきた看護における研究課題の優先度が役立ちます。また②については科学的な研究では究明できない問題というよりも、科学的研究を行う必要がない課題というものもあります。すべてが研究で解決可能だと考えると解決の糸口を見失うこともあります。③の研究の実施可能性については、もちろん、許されている時間や、研究に必要な費用が自分たちで調達できるか、研究のデータ収集や分析にかかる人手の確保はできているかなどの実際的な側面です。実はこの問題が最も実施可能な研究を規定していることが多いのです。どんなによい研究でも、時間とお金と人手が確保されていなければ、実施は困難です。研究課題の優先度を考えるときに忘れてはならないのが、研究の実行可能性なのです。最後に④の研究の前提の吟味が評価視点として必要です。科学技術の進歩や看護学の発展により研究のよってたつ前提条件が大きく転換してしまうことは多々あるからです。

参考文献
1) 延近久子：看護実践の体験から研究へ、樋口康子他（編）、看護MOOK40、看護実践と研究、P58、金原出版、1992
2) Faye G.Abdejlah: OVERVIEW OF NURSING RESEARCH 1955-1968, Part1, Nursing Research, 19(1)

（酒井　郁子）

まとめ

①研究課題の優先度は社会からの期待
社会が看護学に何を求めているかという視点を持って研究課題の位置づけを点検していくことが重要です。

②研究課題の評価から優先度を考える
1) 看護学への貢献はどうか。
2) 科学的な研究で究明できるか。
3) 研究の実施可能性はどうか。
4) 研究課題の前提条件は正しいか。

step 6 研究をさらに発展させるために

3 研究における質的アプローチ

看護の現象を記述するということ

　看護実践の場にいると、毎日興味深い現象に遭遇します。失語症でコミュニケーションが困難な患者さんが入院してきても、看護師はその患者さんの言いたいことを察して言語化して返してあげたりします。このようなケアを行っている当の本人は、さして不思議とも思わず患者さんと以心伝心しているのでしょうが、それをそばで見ていると、この患者さんと看護師の間には何が起こっているのだろうか、訓練室では発揮していない患者さんの非言語的なコミュニケーション能力を、看護師はどうやって引き出しているのだろうかと考えてしまいます。

　看護実践の場にはまだまだ解明されていない、看護独自の現象が眠っているのです。この看護独自の現象、つまりケアされることとケアすることにかかわる人間の反応を明確にしていくことが今後の看護学の研究課題の発展につながります。

　看護学の発展のためには、この看護実践で起こっている現象の記述と理解が不可欠なのです。

人間科学のパラダイムの理解 (表1)

　一口に人間の反応の記述と理解といっても、記述する者の拠って立つところによっても人間の反応の記述の仕方が全く違ってくるということを押さえておくべきです。

　医師と看護師の記述の仕方は全く違います。医師は患者さんの病態や症状が治療にどう反応したかを記録します。看護師は患者さんがその疾病や症状にどのように反応しているか、どのように生活に影響を受けているか、ケアに対して患者さん自身がどのように反応したのかを記録に残していると思います。役割が違うといってしまえばそれまでですが、この医師と看護師の記録内容の違いはどこからくるのでしょうか。

　医学は自然科学の中の一つといえます。その考え方の根底には、人間は部分の総和であってすべてのことは理屈で説明がつき、病気を治すには一定の決まった方法(治療法)がある、それにはよいも悪いもなくそういう事実があるのだという前提があります。

　それに対して看護学は、人間とは全体的存在であるという前提のもとに看護実践を行います。つまり、その意味や気持ちはその人個人のかけがえのないものであり、その人の反応は、その人として部分に分けられない、例えば心と体というふうには分離できないものである、という前提です。

　また看護師は平均や傾向を使って看護実践を行いません。この患者さんにとってどうなのか、今現在のこの人にとってどうなのかという個人(患者と看護師)の経験を頼りに看護を提供していきます。ですから看護独自の現象をとらえようとするとき、従来の医学的(自然科学的)な考え方で研究を進めても、看護師が取り上げたい事実は逃げていってしまうことも多いわけです。つまり自然科学のパラダイムでは、看護師が本当に知りたいことが「個人差」になっている可能性もあるのです。

　このような自然主義的研究手法から抜け出して、看護独自の現象を記述し分析することによって、看護の知識体系を拡大していこうという流れが起こってきました。その結果、質的な研究方法が取り上げられ、普及したといえます。

表1 サイエンスの8側面および自然科学と人間科学のパラダイムに関する相違

	自然科学（医学）のパラダイム	人間科学のパラダイム
視座のとらえ方客観性	観察－測定可能	経験主義的－主観的、形而上学的
記述の仕方	数量的	質的、または質・量を合わせた形
概念形成	一般化可能	状況・関係的
関係のつけ方	統計的推論（外的）	個人により確かめられたもの（内的）
つかみ方	説明－予測	意味や気持ちやありようの理解
重点の置き方	事実－データ	意味づけ
使い方	技術的、知識の妥当性を証明、現行知識の拡張	伝統にとらわれない（新しい洞察、理論、発見、新しい知識）
組み立て方	パラダイムから離れない	パラダイムを超越する

Watson J : NURSING:Human Science and Human Care, A Theory of Nursing, 21, National League for Nursing, 1988

質的研究の特徴

　質的研究は、臨床の多彩な現実を分類したり整理したり、意味を取り出したりするときに有効な研究方法です。量的な研究と質的な研究はお互い補い合うこともありますし、全く違う次元のことを述べているので相いれないこともあります。また研究者によっても、量的研究と質的研究の関係についての意見はさまざまです。大切なことは研究課題に研究方法が適しているかということです。

　看護学領域における質的研究の方法論はたいへん発展してきました。しかしあいまいでわからないことはなんでも質的な研究アプローチで行えばよいのかというとそれは違うと思います。質的な研究を行えば複雑な現象を単純に表現できるかというとそれも違うと思います。研究者にとってあいまいなことをあいまいなまま研究すればやっぱりあいまいさはそのままでしょう。複雑な現象は整理されたり、違う見方をされ、わかりやすくなったりはするでしょうが、単純にはなりません。研究者はそこをふまえて研究を進めていくことが求められるのではないでしょうか。

　質的研究はいろいろな方法がありますが、共通している特徴として以下のことが挙げられると思います。まず、はじめに理論的枠組みがあるのではなく、データから概念や理論が引き出されてきます。また研究者は研究したい現象が起こっている場や人にかかわっていき、内部の視点を持ってその現象を見ます。そのため研究者と対象者は一期一会の関係をその時にもちます。量的研究は研究者は研究対象とかかわらないことが原則ですが、質的研究を行うときには積極的にかかわり反応し合いそれを記述していくのです。またこれも大きな特徴ですが分析をしながら必要なデータを集めていきますので、データ収集とデータ分析は同時に行われていくのです。

質的研究方法の種類と目的

　看護で用いられるおもな質的研究方法アプローチには、現象的アプローチ、記述民族学的アプローチ、グラウンデッドセオリーアプローチなどがあります（表2）。それぞれに厳密な手順や真実性を向上させるための約束事などがあります。その現象をありのままに見ることが重要ですが、初心者のうちは研究者が「見たいように」解

STEP6 ▶研究をさらに発展させるために

表2　おもな質的研究方法の種類と目的

研究方法の種類	目　的	データ収集方法およびデータの性質	基盤となる学問領域	例
現象学的アプローチ	人間の経験を了解する	対象者の経験 インタビュー、叙述録、参加観察、日記	現象学 「生きられた経験」	脳卒中患者の発症から現在までの体験の意味の記述
記述民族学的アプローチ	異なった文化的背景をもつ人々を理解する	対象の生活の仕方や行動パターン 参加観察、インタビュー、人生史、映画、写真	文化人類学 「生活に入り込む」	脊髄損傷患者が障害者の文化へ移行していくプロセス
グラウンデッドセオリー	中範囲理論の開発	そこに存在するであろう現象 インタビュー、参加観察、記録物	社会学 シンボリック相互作用論 「ありのままの人間にとっての意味」	告知に伴って看護師は患者の体験をどうとらえどのようなケアを提供しているのであろうか

釈してしまうこともあるので、グループで討議したり、指導者に指導を受けたりする機会をもつことが重要です。

①現象学的アプローチ

哲学としての現象学が、何を問いとして扱っているかというと「存在とは何か」ということでしょう。何ものかの存在あるいは何ものかについての意識の特性とは何かという、心的現象の徹底的な記述を通して、その人個人の生きられた（Lived）経験を了解することが目的です。それ以上でもそれ以下でもなく、その人の経験を了解することで読む人が合意できる知識を導き出すことが目的となります。

ですから、データは人の過去あるいは現在の生きられた経験です。その了解された経験を意味（概念）に置き換えていく作業が分析です。

②記述民族学的アプローチ

この研究方法は、文化人類学から発展してきました。「その生活に入り込んで」異文化の理解を行い、さらに異文化の理解を通して自文化の理解を行うという目的をもっています。看護学においてこの研究方法を取り入れた看護研究者にレイニンガーがいます。おもな目的は、異なった文化的背景をもつ人々を理解するということになると思います。例えば、脊髄損傷を負って障害者に移行するまでの患者は、健常者の文化から障害者の文化への移行を果たさなければなりません。

また同じような状況におかれた人たちの共通体験を取り出すことによってその人たちの浸っているあるいは作りだされつつある文化を明らかにできます。何かの文化に属していない人間はいません。例えば、患者と看護師の関係を考えてみても、看護師の専門的文化、患者の文化、関係が起きている場の文化の最低3つの文化の相互作用が起こっています。

③グラウンデッドセオリー

社会学のシンボリック相互作用論を基礎理論としています。「その現象のありのままの人間にとっての意味」をとらえようとします。その人の視点でとらえるわけです。相手の視点でとらえた実世界に根ざした理論を作ろうとする方法です。看護学においては中範囲理論の開発に応用できるといわれています。これは理論開発のための方法です。データのとり方、分析方法は規則的で系統的方法論として確立されています。

④その他の質的研究方法

その他の質的研究方法として、内容分析、比較ケーススタディ、アクションリサーチなどがあります。

153

データ収集の実際

　質的研究におけるデータは、面接、参加観察、記録や文書、自叙伝や言い伝え、などによって集めることができます。ここでは面接と参加観察について述べます。

〈面接〉
　最も一般的なデータ収集方法です。また看護師が得意とするデータ収集方法でもあります。いつも患者さんのお話をよく聞いている研究者ほど面接によるデータ収集は苦にならないでしょう。注意しておくべきことは、面接がアセスメントにならないようにすることです。すなわち、看護師の頭の中にあるアセスメントの枠を使って面接を進めるのではなく、相手のいいたいことを引き出せるような面接をするということです。また面接の種類としては、非構造化面接、半構造化面接があります。研究課題によってどの程度構造化して面接したらよいかが決まると思います。いずれにしても対象者の考え、感情、価値、体験など個人の経験や物語を引き出しやすい面接の設定にしておくことが大切です。また言語的なコミュニケーション技術だけでなく、非言語的なコミュニケーション技術も駆使して豊かな反応を得、それを書き留めておきましょう。できれば承諾を得てテープなどに録音させていただくと、正確な記述が可能になるでしょう。

〈参加観察〉
　実験が人工的な状況の中で行われる操作だとしたら、参加観察は自然な状況における対象の反応を調べるということです。そのためあるひとまとまりの時間その状況の中に身を置いて起こる出来事を記録する必要があります。ゴールド(1958)によればその時の研究者のその場へのかかわり方には以下のタイプがあります。

完全参加：完全に状況の一部となり、内部の人の見方で観察する。これは研究参加のインフォームド・コンセントを十分にとることが前提となります。

観察者としての参加：その状況に身を置いて状況の一部として巻き込まれながら観察していく。これは看護師が仕事をしながら対象者の観察を行うときに有効な方法です。

参加者としての観察：これは観察していますが、なにかその状況の一部としてかかわっているわけではないし、可能な限りぎりぎりの接近状態で観察しています。老人の一日の自然な生活リズムを観察するなどの際には有効でしょうが、直接手を出す立場のものではないということをその場の人たちに周知しておく必要があるでしょう。

完全な観察：これはいることすらも、その状況の中で気に留められないように壁の染みのように息をひそめて観察に徹する方法です。緊迫した場面が多い救急外来や、不特定多数が出入りする外来などではデータがとりやすいでしょう。一方この方法も研究協力者への倫理的配慮がしにくい方法です。

研究対象の選定

　量的研究の標本抽出は厳しいルールがあり、研究活動に入る前に標本抽出法は確立されています。一方、質的研究においては全く違う考え方をする必要があります。つまりどのような手段を使っても、正確で豊かな情報をもたらす対象者に多くめぐりあえたならその対象選定の方法は適切なのです。また分析が進むにつれて、当初の基準を変更していくこともOKです。分析が進められるような対象と出会う必要があるのです。ですから逆に最初からあまり厳密に人数や基準を決められないのです。
　方法としては、同じような性質の対象を集めるやり方、基本的な事柄が異なる対象を集めるやり方、芋づる式に紹介の糸を手操っていくやり方、理論的に対象者の特徴を決めてそのような対象を探すやり方などがあります。

分析手順の実際

　質的研究に分析のマニュアルはありません。これが初学者にとって質的研究を困難にしている最も大きな原因です。しかしシステムはある程度決まっています。このシステムは研究方法や研究課題によって柔軟に変更されるものですが、一般的には質的研究は**図1**のように分析

STEP6 ▶研究をさらに発展させるために

図1　質的研究の分析のプロセスの例

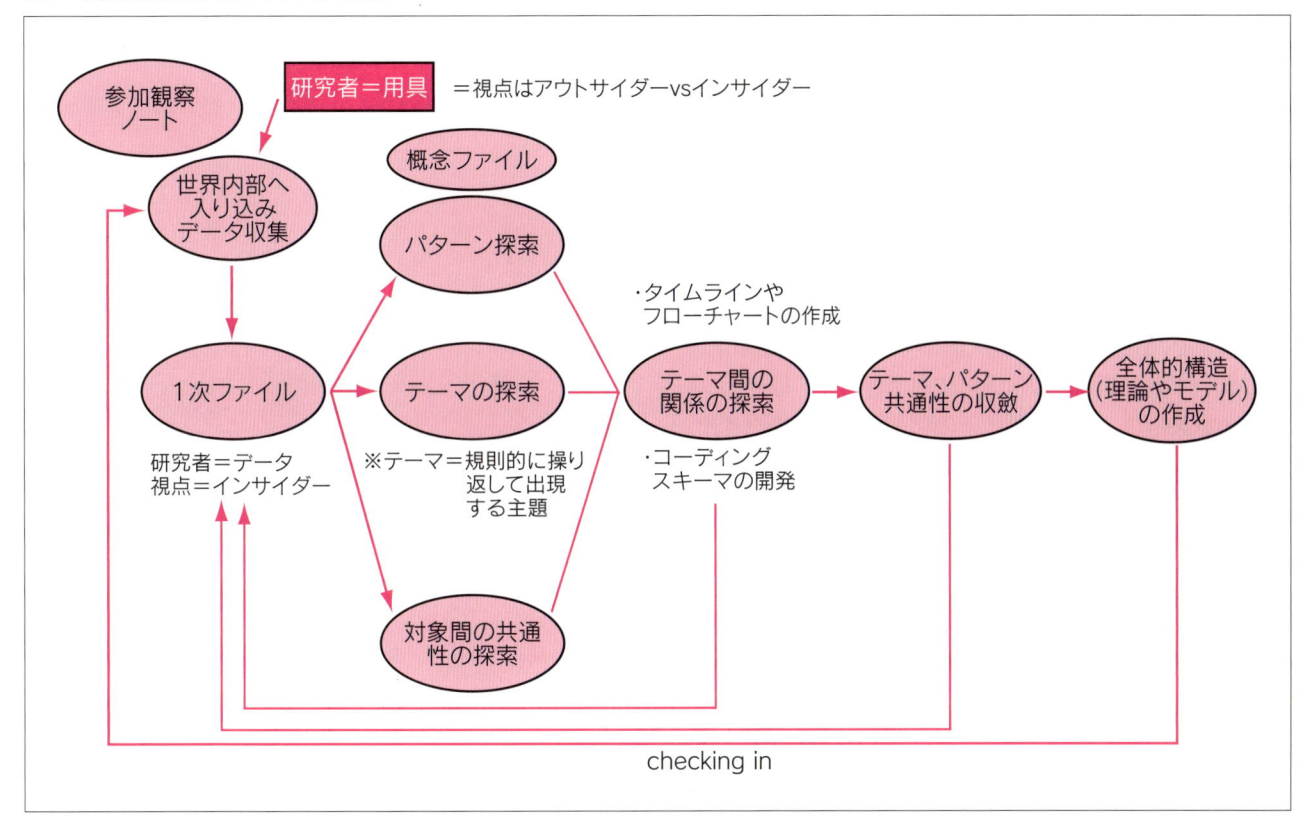

```
参加観察
ノート        研究者＝用具 ＝視点はアウトサイダーvsインサイダー
    ↓
  世界内部へ      概念ファイル
  入り込み
  データ収集     パターン探索
    ↓                          ・タイムラインや
                                フローチャートの作成
   1次ファイル   テーマの探索 → テーマ間の  → テーマ、パターン → 全体的構造
                                関係の探索    共通性の収斂     (理論やモデル)
  研究者＝データ  ※テーマ＝規則的に操り                          の作成
  視点＝インサイダー 返して出現
                  する主題    ・コーディング
                              スキーマの開発
                 対象間の共通
                 性の探索

                          checking in
```

を循環しながら進めていきます。

　まず研究者は得られたデータの中に浸ります。とにかくその記述を読んで身も心も浸るのです。そうしているうちにデータの中に繰り返し出てくる主題＝テーマが見えてきます。最初は一つしか見えなくても、そのテーマを中心にデータを読み返してみるとまた別のテーマが見えたりします。それを取り出してくるのです。そしてまとめるためのコーディングの枠組みを作ってまたデータに戻り、その枠組みに沿ってテーマを分類していくのです。

　同時にパターンの探索もします。時間的な変化の一定の形を見つけるためにフローチャートなどを作って分析します。そして同じテーマ、同じパターンを見いだしていきます。現象を収斂していくのです。

　またこのような質的研究方法は一人で行っていくことにあまりメリットはありません。洞察や意味の発見などは違う立場の人とのディスカッションによってひらめくことが多いものです。どのようなタイプの質的研究をするときにも、仲間や指導者と話すことで自分の考えや解釈を練っていく過程が必要です。

質的研究における厳密さの確保

　質的研究は記述データを扱うために、ともすれば量的研究よりも「厳密さ」に欠けるのではないかという誤った先入観をもたれる場合がありますが、そうではありません。量的研究の厳密さは、使用された測定具の妥当性と信頼性によって評価されるものですが、同じ評価の基準を質的な研究に応用してはいけません。データの性質が違うのに、同じ物差しで研究の厳密さを保証することはできないのです。

　質的研究は、記述データという人間の主観的な経験(面接、日記など)、および客観的な人間の現実(観察可能な出来事など)を扱っています。これを分析するときには

155

個人的な考えを使うのではなく、今まで蓄積されてきた知識や概念を使っていきます。このときの分析が厳密であることが、質的研究の分析の正確性を保証することにつながりますし、分析の過程の公表によって、他の研究者が追試したり検証したりすることを可能にします。

そのため、質的研究はその分析の足跡を提示していく必要があります。つまり、研究方法論とデータ分析の過程を提示し、研究期間中に分析に影響を与えた出来事は論文中に述べられている必要があるのです。

その上で、研究対象の現実が正しく記述されているか、その事例や出来事が他の状況に応用できるか、研究のプロセスが適切か、研究結果がそのデータから直接引き出されたものかを確認することで、質的研究の厳密さが評価されると考えられています。

参考文献
1) ホロウェイ・ウィーラー著、野口美和子監訳：ナースのための質的研究入門　研究方法から論文作成まで、第2版、医学書院、2006

（酒井　郁子）

まとめ

①看護の現象を記述する
　看護学独自の知識体系の発展のために看護の現象を記述するという質的研究が必要です。

②人間科学のパラダイムということの理解
　看護学は、人間は全体的存在であるという人間科学を前提にしています。従来の自然科学的手法（量的）では看護実践の対象である人間存在の豊かさは把握しきれないからです。

③質的研究の特徴
　質的研究のデータ収集は、研究者自身の資質によってデータの深さや豊かさが左右されます。

④質的研究方法の種類と目的
　看護学における質的研究方法には、現象学的アプローチ、記述民族学的アプローチ、グラウンデッドセオリーなどのさまざまな方法があります。

⑤厳密さの確保
　研究方法論とデータ分析の過程を公表することで、質的研究の厳密さの評価の基盤ができます。評価の視点は、現実が正しく記述されているか、研究プロセスが適切か、データから得られた結果であるか、他の状況に応用できる結果であるか、ということなどです。

step 6 研究をさらに発展させるために

4 研究成果の活用と研究活動の継続

研究を行う者の責任

　研究活動は公共の事業という側面をもっています。研究結果はそれが出た時点であなたの手を離れ、看護学が共有する知識となるのです。ここでは研究結果をどのように他の人に伝え共有し、研究活動をどのように継続していくかについて述べます。

　研究を行うということは、それまでの先人の研究活動の上に成り立っています。そして文献を検索したり、取り寄せたりという公共の図書館の利用を抜きにしては語れません。また研究の焦点を絞る過程で、いろいろな人にアドバイスも受けています。その上、患者さんなど研究対象となる方々が多大な協力をしてくださること、また実践の場での快い協力が得られることが研究成立の条件でもあります。研究助成を受けていたり、病棟の勤務時間内に研究活動を保障されていたりする幸運な方もいらっしゃるでしょう。

　このようにたくさんのかかわる方々の貢献や協力があってこそ研究活動が成立するのであり、このような土台に成り立っているのが研究結果なのです。そして研究の始まりは「看護領域における未知の事柄を解明したい」ということですからそもそもが公共的な活動なのです。

　得られた研究結果は、将来の研究者にとっては先行文献となって看護学の発展のために活用されます。研究活動とは看護学の領域における横断的でかつ縦断的なコミュニケーションでもあるわけです。私は研究活動を行おうとする人は、この自覚をもつべきではないかと考えます。そうすれば研究結果をひとりで抱え込まずに、広く公表する必要性についても納得されるのではないでしょうか。研究したものはそれを公表する権利と同時に、責任があるのです。

結果の公表方法

　研究結果の公表は、大きくは会議などで発表することと、雑誌や書籍に執筆することに分けられると思います（表1）。また公表するターゲットについては、一般の聴衆や読者、看護学生、看護専門家に分類できます。専門家の中は、研究者、実践家、教育家などに分けて考えられます。公表の方法とターゲット別に公表の内容を絞って、より効果的にコミュニケーションを図っていく必要があります。

〈学会発表〉

　学会発表の方法は大きく口演とポスターセッションに分けられます。研究結果を専門家の前で迅速に発表できるのが特徴ですが、与えられる時間が短いため要領よくまとめてわかりやすい発表をしなければなりません。

　発表方法の中でも口演は聴衆の反応を直接受け止めることができるものです。質疑応答で今後の研究の示唆を得ることも大切です。ポスターセッションは進行中の研究をひとまとめしたいときに適しています。近い位置でそのテーマに興味のある研究者と率直に話せるので、刺激になります。

　日本でも多くの看護系の学会があります。またこれからも看護学の知識が専門的になっていくに従って学会の種類も増えていくことが予想されます。また国際学会への参加も今後ますます盛んになるでしょう。

〈講義や講演〉

　専門家を対象に行う講義や講演は、自分の研究結果をより詳しく公表でき、やり方によっては十分に議論をすることも可能です。反面、聴衆のニーズに合わせて内容を組み立てることが必要ですし、不確かなことは言えません。

表1　研究結果の公表の方法とその特徴

公表の方法	聴衆や読者	公表時間までの時間	議論の深さ	目的
学会発表（口演）	会議に集まった専門家	迅速	期待できないことが多い	得られた研究結果をいち早く公表したいとき。他の研究者の反応を確認できる
学会発表（ポスター）	そのセッションに参加した専門家	迅速	その場にいる人とは議論可	現在進行中の研究について発表し専門家と議論できる
講義や講演	学生や専門家	そのときによる	講義の方法によっては可	そのトピックスに関する自分の研究をより深く多方面から公表できる。需要がなければ実施は困難
メディアへの出演や執筆（テレビや新聞）	一般の聴衆や読者	リアルタイム	期待できない	社会に看護の意見を反映させていく、政策や世論に影響を与える
学術誌への投稿	看護研究者	半年から1年程度	可能	完成した研究や方法論、理論開発に関する論文を掲載。看護学の知識の探求や開発のプロセスの公表
臨床雑誌への投稿	看護実践家、教育者、管理者	半年から1年程度	可能	ケアに関する教育、実践、管理の実際や改善に関する情報
単行本の執筆	専門家　学生	半年から1年程度	可能	研究結果から実践報告まで多彩
インターネットなどの新しい通信技術の利用	専門家、一般	リアルタイム	可能	研究結果、事例報告、実践報告など多彩。しかし確立された方法はない

〈雑誌への投稿や単行本の執筆〉

　ここでいう雑誌はいわゆる専門雑誌ですが、学術誌と臨床雑誌とに分けられると思います。日本における専門的な臨床雑誌はかなりたくさんあり、内容も細分化されてきています。

　他の研究者と看護学の知識の蓄積や方法論、理論の開発について議論したいのなら、学術誌に投稿するべきでしょう。また学術誌では、レフェリーがいて掲載論文の質を維持できるように査読され、高品質の論文が掲載されています。その雑誌がどのような位置にいてどのような水準、内容の論文を掲載しているかをよく調べ投稿するほうがよいでしょう。

　自分の考えをより詳しく組織的に述べたい、研究結果だけでなく、研究の過程やデータの特徴などについても記述したいというときには、単行本にすることが適しています。

　一方、1冊の本を書くということは大変な作業量ですし、それだけの理論の一貫性や説得力を要求されます。

研究利用の障害になるもの

　研究の利用を障害しているものは、①研究者の研究結果の利用のしにくさ、②臨床家の研究の活用能力の開発の不十分さ、③看護教育における研究の利用の仕方の教育の不足、④看護実践の場における研究的環境の不足などが挙げられると思います。

　①に関しては、いわゆる研究と呼ばれる新しい知識の発見をしている論文のほとんどが学術誌や研究者対象の学会で発表されています。つまり臨床看護師の目にふれにくいところで公表されることが多いのです。今後研究者は、臨床の看護師が読む雑誌に、自らの研究結果の実践への応用というようなテーマで発表していくことも重要になってきます。研究者は看護の実践家がその結果を使用しやすいように公表していく責任があり、そのために実践で観察可能な結果を出したり、実践可能な活動の

方向性について具体的な提言をしていく必要があります。

次に②についてです。看護研究を利用して臨床を変えていくには、看護師が変えようとする強い意志と方策をもたなければなりません。しかし実際には現場が変化を望んでいないということもあるのではないでしょうか。病棟独自の看護手順が経験から作り上げられてしまっているとき、研究結果を活用しそれを変えていくことは大変なことです。しかし看護研究は、看護実践に還元されなければ研究を行う意味が薄れると思います。研究を活用し現状を改善していく能力は、臨床看護師として身に付ける必要のあるものです。

また③の看護教育における問題点として、既存の知識の獲得に重点が置かれているということがあります。国家試験があるため仕方がない側面もあるのですが、新しい知識を作ったりそれを解決したり自由な発想をしたりという教育が不足しているのも事実ではないでしょうか。看護研究を活用できる看護師の育成はその基礎教育にかかっていると思います。看護というものにふれた初期の段階で、看護を学問として追究するということの価値と思考スタイル（看護師としてどう考え、どう判断するか）を伝えていくことが必要です。現在急激に増加している看護系大学での教育で力を入れているところです。

④についても工夫を要します。いくら病棟で研究をしてみようと思っても、人数が不足し業務に余裕がなければ研究よりも患者さんのケアを確保することが優先されるのは当然ですし、研究協力も困難です。また文献の入手が困難であれば、研究のみならず日々の看護の改善にも支障を来します。研究的な環境の改善は看護の質の向上につながるのだということを、管理者が認識する必要があるでしょう。

研究結果の利用

研究結果を利用するにはいろいろな目的があると思います。大別すれば、研究過程での応用と実践での応用になります。ここでは実践での応用について述べたいと思います。

①看護の実践上の問題を確認する、②効果的な看護方法を考案する、③看護の効果を評価する、④看護の対象への理解を深めるなどケアにかかわることのほか、看護師の満足度を高めたり、経費の節約を図ったり、人員の配置を検討したりというような管理上の問題点の解決にも応用できます。

利用するときには、研究としての価値の評価や改善策の実行可能性、対象集団の比較検討と結果の適用ができるかどうか、看護実践能力の自己点検などが必要です。

参考文献
1) 山崎茂明・六本木淑恵：看護研究のための文献検索ガイド、第4版、日本看護協会出版会、2005

（酒井　郁子）

まとめ

①研究を行う者の責任
　研究活動は公共の事業という側面をもち、看護学の領域における横断的でかつ縦断的なコミュニケーションです。研究したものはそれを公表する権利と責任があります。

②結果の公表方法
　研究結果の公表には、1) 学会発表、2) 講義・講演、3) 雑誌・書籍の執筆、などがあります。

③研究結果の利用
　看護実践に研究結果を活用し改善するためには、研究としての価値の評価とともに、改善策の実行可能性の評価と自己の技量の自己点検が必要です。また研究活用しやすい環境調整も必要となります。

step 6　研究をさらに発展させるために

5 測定用具の選択とアセスメント

CASE 事例❶

　Sさんは、リハビリテーション専門病院に勤務する看護師です。最近、老人患者さんは若い患者さんと同じ入院期間では生活動作の自立の達成が困難である場合が多いのではないかと考えています。それには多くの要因が影響していると思いましたので、老人の生活動作の自立を阻む要因を調査しようと考えました。
　文献で調べてみたところ、生活動作の評価には多くの種類の測定用具が存在することがわかりました。

　Sさんはどの測定用具が自分の研究に適切なのか、研究指導者に相談したところ、「研究したいことが動作の自立なのか、生活を活動という意味でとらえての自立なのかによって、測定用具が決まるのではないでしょうか。また、老人に適したADLの測定用具もありますよ」というアドバイスをもらいました。そこでSさんは、老人の生活動作は知的活動や社会的役割が影響した「生活機能」であると操作的に定義し、その測定のために、老研式活動能力指標（表1）を使用することにしました。

測定用具とは何だろう

　看護にかかわる現象にはさまざまなものがありますが、中心となるものは健康にまつわる人間の反応です。これはデジタルに直接表現されるものだけではありません。
　看護研究における測定とは、このような健康にまつわる指標を測定することですから、個人レベルで挙げてみても、考え、
　感情、態度、経験、感覚、技術、行動、生理機能、社会背景、文化、取り巻く環境などの多くの測定領域があります。これらはすでに指標や尺度として確立されているものもあれば、看護独自のものを開発する必要のある分野もあります。また看護ケアの効果や質に関する測定用具の開発は、最近の研究者たちの関心事でもあります。
　個人レベルの健康指標の多くは、連続している抽象概念であり、数字で置き換えられるもののほうが少ないように思います。そもそも健康や疾病の状態は連続している状態なのです。健康の定義は時代とともに変化しており、その変化に伴って、測定されるべき健康指標も新しく追加されています。QOLに関する質問紙などは、時代の要請にこたえて生まれてきた健康指標でしょう。
　このように抽象概念を、測定可能な具体的な現象に置き換え、物差し（測定用具）を決めるということが、測定用具の選択ということなのです。ですから自分の測定したい概念が測定可能な現象に置き換え可能かどうかを確認することから始める必要があるわけです。

測定用具選択のために把握しておくポイント

欲しいデータがとれる測定用具を選択しよう

　研究目的に沿って、調査したい概念を測定可能な現象に置き換えることが必要です。このことを概念の操作的

表1 古谷野他（1987）の「老研式活動能力指標」質問紙

毎日の生活についてうかがいます。以下の質問のそれぞれについて、「はい」「いいえ」のいずれかに○をつけて、お答え下さい。質問が多くなっていますが、ごめんどうでも全部の質問にお答え下さい。

1. バスや電車を使って1人で外出できますか　　　1. はい　2. いいえ
2. 日用品の買い物ができますか　　　1. はい　2. いいえ
3. 自分で食事の用意ができますか　　　1. はい　2. いいえ
4. 請求書の支払いができますか　　　1. はい　2. いいえ
5. 銀行預金・郵便貯金の出し入れが自分でできますか　　　1. はい　2. いいえ
6. 年金などの書類が書けますか　　　1. はい　2. いいえ
7. 新聞を読んでいますか　　　1. はい　2. いいえ
8. 本や雑誌を読んでいますか　　　1. はい　2. いいえ
9. 健康についての記事や番組に関心がありますか　　　1. はい　2. いいえ
10. 友だちの家を訪ねることがありますか　　　1. はい　2. いいえ
11. 家族や友だちの相談にのることがありますか　　　1. はい　2. いいえ
12. 病人を見舞うことができますか　　　1. はい　2. いいえ
13. 若い人に自分から話しかけることがありますか　　　1. はい　2. いいえ

定義ともいっています。

例えば事例で研究指導者がアドバイスしているとおり、老人の生活動作はさまざまな側面から評価されます。老人の身体運動機能は知的機能や意欲、人的・物的環境などに大きく左右されるものだからです。また老人のこのような特徴から、成人や青年と同じ測定用具ではその変化を把握できないことが考えられます。

さらにこの研究目的は患者さんの生活動作そのものを検査することではなく、病棟における「実行状況」を評価し、これに影響している要因を探索することになります。とすれば、ADL動作の詳しい能力検査としての測定は必要がなく、むしろどのような状況でどの程度の自立ができているかという環境要因も明記できる測定用具が適していると考えられます。以上のようなことが数多くの生活動作測定用具の中から研究目的に応じたものを選ぶときの助けになります。つまり自分がどのような概念を研究したいかを決めないと、何を測定するかが決まってこないのです。

測定用具の基準値、標準値を把握しておく

測定具を使用したからといって、だれでもすぐに正しく測定できるとはかぎりません。測定するとき心にとめておくべきことは、「この測定具を使用したこの値が本当の値であるとはかぎらない」ということです。そのため正しい値にできるかぎり近づいて測定できるようにさまざまな工夫をします。

測定用具には、開発した研究者が作成した測定の手引きがセットされています。測定の前に目を通して把握しておくことが必要です。実践では行うことが困難な手順を要求しているものもあります。また測定の技術を身に付けるための研修などに行かないといけない場合もあります。研究対象者の特徴によっては「測定」そのものが対象者に不利益を与えてしまう可能性もあります。そのため手順どおりに行うことが可能かどうかのチェックも必要です。いくら研究目的に合っていても、測定用具の使用が困難であれば測定できません。

測定には①基準のある測定と②標準のある測定があります。

①基準値

相対的な評価の測定におけるスタンダードです。一つの集団の中の基準値を必ず把握してから測定に望むことが必要です。例えばうつスケールなどは、うつではない日本人を対象にした平均点などが基準値になります。このような値は、測定用具の開発過程で評価されているので、スケールを開発した過程を文献で確かめて使いましょう。

②標準値

絶対的な評価のときに使います。例えばADLの自立度スケールは、自立している状態を100とか10とか決めておいて、それにどの程度到達していないかを測定します。認知症のスケールも同様です。例えば自立度100が、自立している状態を表しているとき、この100が標準値になるわけです。この値を把握していないと、せっかく測定した値の意味を理解できません。

測定用具の妥当性と信頼性

測定用具の妥当性について（表2）

　測定用具の妥当性とは、この測定用具がどの程度測定したいものを測定しているかということです。例えば、がん患者の「がんへの不安」を測定したいときに、手術や抗がん剤の副作用への不安を表現するような項目を入れて測定用具を作ってしまうと、「がんという病気に対する不安」を測っているつもりが「手術に対する不安」「副作用に対する不安」も一緒に測定してしまう結果につながることがあります。このように理論的に考えて測定用具の妥当性を高めることを、内容妥当性を高めるといいます。妥当性を向上させるには測定用具の項目の吟味をするだけでなく、「その測定用具を使用するのに適した調査か」という研究デザインの側面から吟味することも必要です。例えば先程の「がんへの不安」を測定するのに、手術直前の時期を選択してしまうと、「がんへの不安」と「手術への不安」と両方の要素が入ってしまいます。また、例えばうつ状態を測定する際に何種類かのうつスケールを同時に測定したり、面接による診断と組み合わせたりして本当にうつの人のうつ得点が高いかを多くの側面から確かめ、本当にそのスケールがうつ状態を反映するかを判断することを、基準関連妥当性の検証といいます。

測定用具の信頼性について（表3）

　信頼性とは、この測定で得られた値はどのくらい真の値に近いものであるか、ということです。つまりどのくらい正確に測定しているかということなので、測定用具の使用の目的や手順をよく読み対象者がその測定に適しているのか確認すること、手順どおりに測定すること、回答率を上げる努力をすることで信頼性は高まります。信頼性は①測定結果の再現性、②安定性、③測定の一貫性に分類されます。

　①については、繰り返して測定しても同じ結果を出せるかどうかを評価すればわかります。②については、2人以上の測定者によって同じ対象を測定してみることでわかります。③については、例えば多項目の測定用具ならばその測定用具が均一に同じ概念を測っているかどうかを評価すれば、ある程度その測定は正確に測定できているといってよいと思います。このことを評価するには、統計的にクロンバックα係数を用いるのが一般的です。

　妥当性はないけれども信頼性が高い測定は存在しますが、妥当性の高い測定は信頼性も高いといってよいのではないかと思います。

（酒井　郁子）

表2 測定用具の妥当性の評価方法

評価方法	具体的方法	評価される妥当性
論理的評価方法	測定用具の見かけ上の体裁が研究概念に適しているか評価する	表面妥当性（Face Validity）
	統計的評価方法	内容妥当性（Content Validity）
統計的評価方法	同一の現象を2つの測定用具で測定しその関連性を評価する	基準関連妥当性（Criterion-related Validity）
	測定用具を構成している概念の妥当性について統計的に評価する	構成概念妥当性（Construct Validity）

表3 測定用具の信頼性の評価方法

評価方法	具体的方法	評価される信頼性
再検査法	ある程度の期間をおいて同一の測定を2回行い測定値の相関係数を評価する	再現性
評定者間の一致度の算出	同一の研究対象に同時に2人以上で測定を行い相関係数や一致度を算出する	安定性
内的整合性の算出	合計得点を算出するタイプの測定用具について測定用具の項目間の均一性をクロンバックのα係数で算出する	内部一貫性

まとめ

①研究目的に合ったデータがとれるような測定用具を選択しよう

研究目的を概念から測定可能な現象に置き換えることが重要です。研究モデルを作ってみたり操作的定義を文章化してみたり、論理的に考えましょう。

②正確に測定を行っているか常に評価しよう

いくら適切な用具を使用しても、間違って使っては正確な値が得られず、結果が混乱してしまいます。

監　修	竹内登美子　富山大学大学院医学薬学研究部（医学）　教授
編集協力	ベル・プロダクション
本文デザイン	OPICA
装　丁	山本直洋

【新版】
看護研究
サクセスマニュアル

2013年11月21日　初版発行
2015年 6 月 1 日　第 1 版第 2 刷

監　修	竹内登美子
発行人	後藤夏樹
編集人	槌谷康伸

発　行　株式会社エス・エム・エス
　　　　〒105-0011　東京都港区芝公園2-11-1　住友不動産芝公園タワー
　　　　※内容に関するお問合わせ先
　　　　TEL：03-6721-2472（編集部）／FAX：03-6721-2487

発　売　株式会社インプレス
　　　　〒101-0051　東京都千代田区神田神保町一丁目105番地
　　　　TEL：03-6837-4635（出版営業統括部）
　　　　※乱丁本、落丁本のお取替えに関するお問合わせ先
　　　　インプレスカスタマーセンター
　　　　TEL：03-6837-5016／FAX：03-6837-5023／info@impress.co.jp
　　　　乱丁本・落丁本はお手数ですがインプレスカスタマーセンターまでお送りください。送料弊社負担にてお取り替えさせていただきます。
　　　　但し、古書店で購入されたものについてはお取り替えできません。
　　　　※書店／販売店のご注文窓口
　　　　株式会社インプレス 受注センター
　　　　TEL 048-449-8040／FAX 048-449-8041

印刷所　三共グラフィック株式会社

本書の無断複写、複製、転載を禁じます。
©2015 SMS Co.,Ltd.
Printed in Japan
ISBN978-4-8443-7594-4　C3047